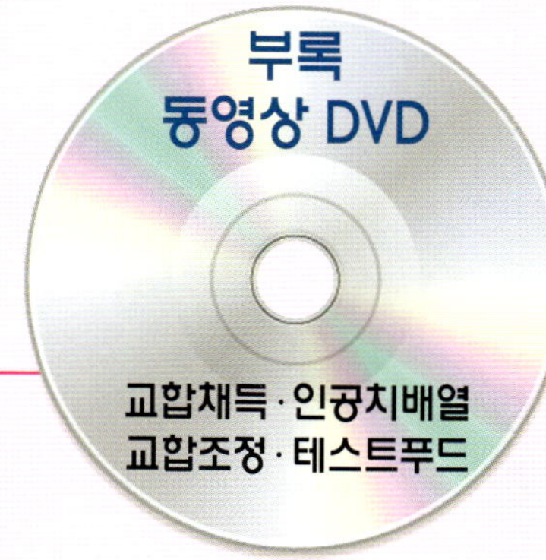

보험총의치

[저 자]

河原英雄 Kawahara Hideo (치과의사)
松岡金次 Matsuoka Kinji (치과기공사)
河原昌二 Kawahara Shoji (치과의사)
須呂剛士 Suro Tsuyoshi (치과의사)
河原太郎 Kawahara Taro (치과의사)

[역 자]

한 금 동 · 최 진 · 이 광 섭

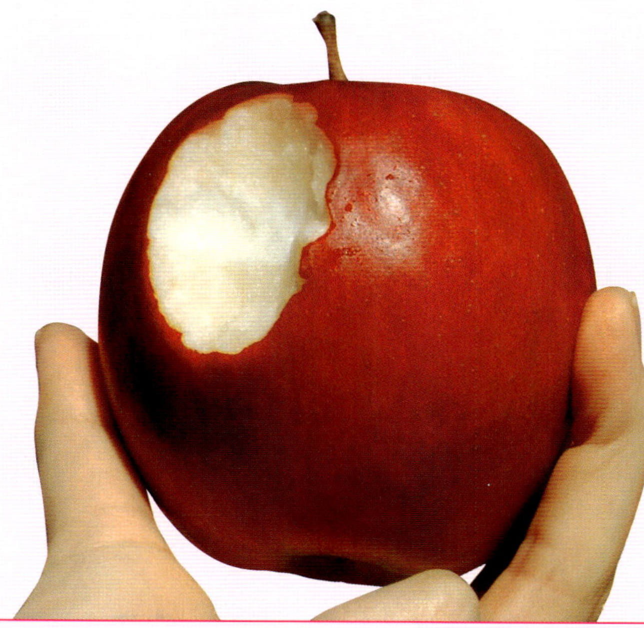

대한나래출판사

DaehanNarae Publishing, Inc.

#903, IS Biz Tower
147, Sungsu 2-ro, Sungdong-gu
SEOUL 133-120, KOREA
TEL: +82-2-922-7080
FAX: +82-2-922-0841
E-mail: nrpub@chol.com
Website: www.dhpub.com

Title of the original Japanese language edition:
保険総義歯のススメ
[著] 河原英雄・松岡金次・河原昌二・須呂剛士・河原太郎

Translated into Korean by DaehanNarae Publishing, Inc.

ISBN 978-89-5741-323-4

Printed in Korea

서 문

초고령사회를 맞이하고 있는 요즈음, 치과와 의과가 연계하는 시대가 시작되었습니다. 환자들에게는 좋은 소식입니다. 일본의 무치악 환자는 약 800만 명입니다(2011년 치과질환실태조사에서 산출).

그런데 고령자가 삶의 기쁨을 유지하는 것이 '맛있게 먹는 것'과 '이야기를 주고받는 것' 외에는 없다고 해도 과언은 아닐 텐데, 우리 치과의료 종사자는 고령자가 만족하는 의료를 충분히 제공하고 있는 것일까요? 보험진료로 쾌적하게 기능하는 총의치를 제공하는 것은 우리 치과의사의 의무입니다. 치과의료의 진정한 가치를 국민에게 한층 더 널리 알리는 일 역시 이제부터 치과계가 해야 할 과제라고 생각하면서, 이번 기회에 천학비재(淺學非才)한 필자들이 보험진료 적용 재료와 technique으로 충분히 기능하는 총의치 제작을 위한 '지침서'를 만들었습니다.

역 자 서 문

이 책의 대표 저자이신 가와하라 히데오 선생님은 치대 졸업 후 일본심미치과협회 회장과 일본악교합학회 회장 등을 지내시면서 35년여의 도시 개업 생활을 한 순간에 접고 학생 시절부터의 목표를 실현하기 위해 시골의 무의촌에 들어가 완전 보험 진료만을 위해 다시 개업하신 분입니다.

그곳에서의 경험을 바탕으로 처음에는 휠체어를 타거나 누군가의 도움으로 내원했던 환자들이 제대로 씹을 수 있게 되어 건강하게 걸어서 내원하는 증례를 보여주셨을 때의 충격을 지금도 잊지 못합니다. 씹는 것과 전신 질환과의 관계가 밀접하다는 사실을 반증하는 것이라고 생각합니다.

이 책이 보험 총의치라고 하여 일반 총의치와 다른 진료를 하는 것은 아닙니다. 최적의 재료와 빠트림 없는 원활한 진행 과정이 있을 뿐입니다. 그리고 부록의 DVD에 치료 과정을 자세히 담았습니다.

우리나라도 의치 보험화가 시작되었습니다. 이 책이 독자들의 총의치 진료에 조금이나마 보탬이 되면 좋겠습니다.

2014년 4월

역자 일동

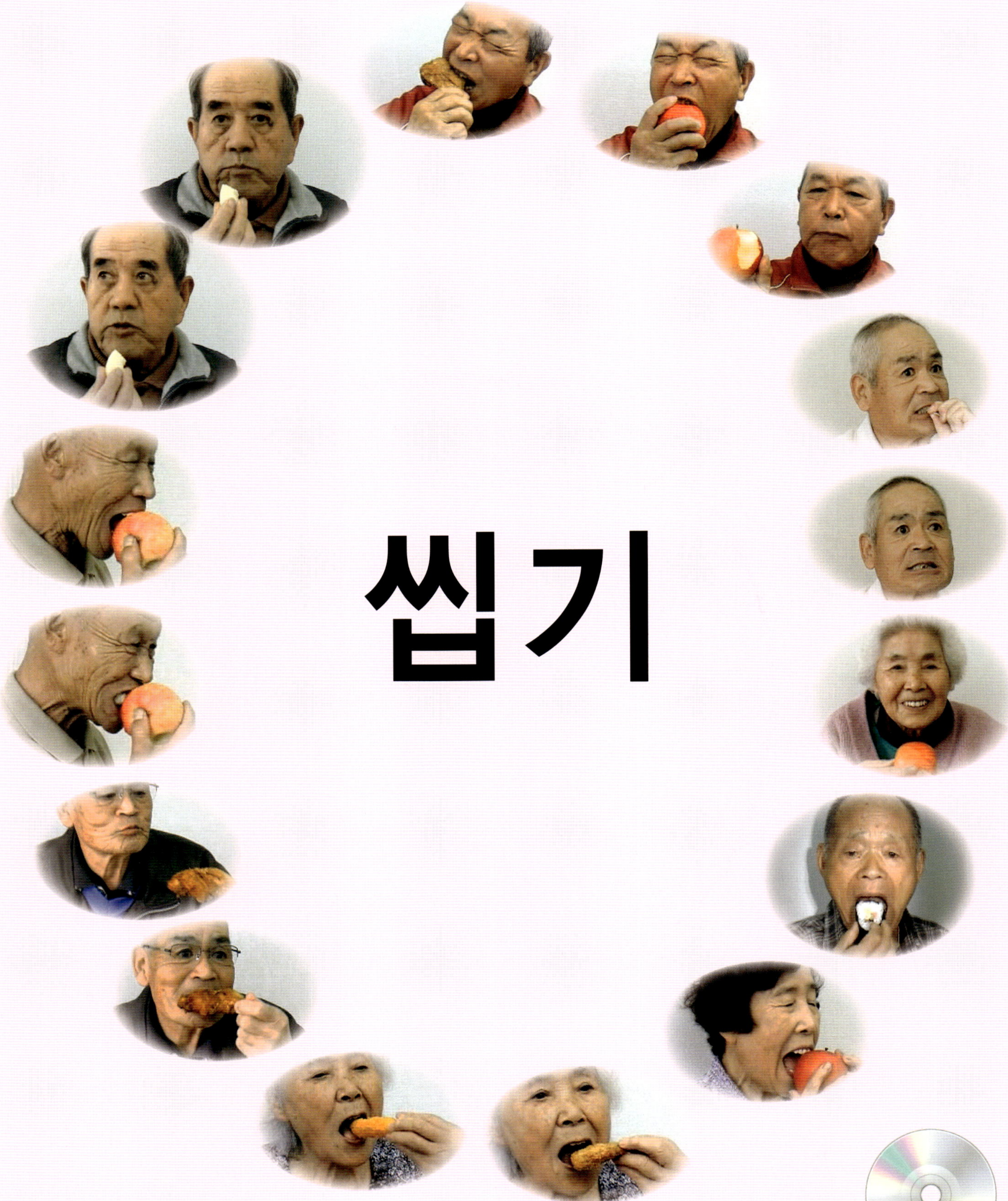

씹기

Test food의 모양은 부록 DVD에 있습니다.

'와병생활(병으로 누워 지내는 것) 제로 전략검토회'(Nagasaki현)
에서 어느 의사의 질문

"치과의사는 치아를 치료하면 그것으로 끝이라고 생각하지는 않습니까? 의치를 장착해 준 환자에게 사용 방법, 씻는 방법, 이야기할 때 입을 움직이는 방법 등에 대해서 마지막까지 책임을 지고 관여하고 있습니까?"

"생명의 입구 마음의 출구"(서일본출판사 '식생활 취재반' 지음, 서일본신문사)에서 발췌

목차

1 인상채득

2 교합채득

3 교합기 부착 – 인공치 배열 – 교합 상태의 검사

4 왁스 의치 시적과 Check bite – 교합기 부착 – 재배열

5 레진 중합 – Check bite – 교합기 부착

6 교합조정 – 의치의 완성

부록 DVD 수록 내용 / 교합채득, 인공치 배열, 교합조정, 본 증례의 테스트푸드 모습, 테스트푸드 모습

1 인상채득

인상채득 방법은 다양하고 종류도 많지만 이번 항에서는 보험진료에서 가능한, 최대공약수적인 인상채득법을 소개합니다.

중요한 포인트는 혼수비의 조정, 인상재가 경화할 때까지 트레이의 유지, 석고 주입 시의 변형 방지입니다. 필자의 경우 특히 혼수비에 대해서 상악은 보통의 혼수비로 알지네이트 인상재를 연화하지만 하악은 보통보다 물을 20% 증가시켜 연화합니다.

1-1 상악 인상채득의 포인트

트레이를 선택하는 기준은 '변형되지 않는 것'입니다.

그리고 변연봉쇄를 기대하며 연구개를 가볍게 압박하기 위하여 트레이의 후연에 유틸리티 왁스를 첨가합니다.

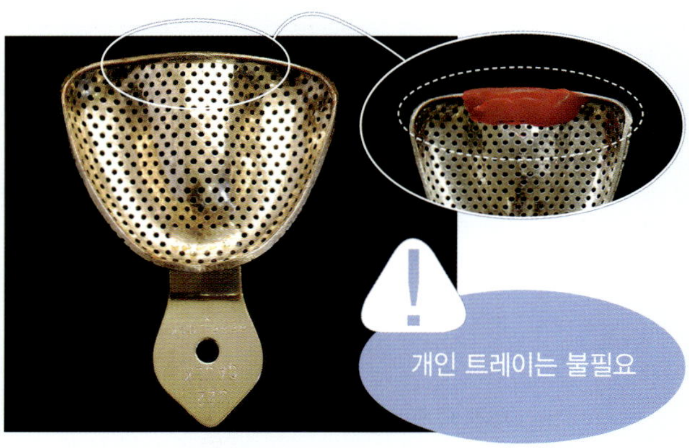

구강 내의 Ah line을 인기합니다. Ah line이란 환자에게 '아-' 하고 발음하게 하였을 때 진동하는 부분(연구개)과 진동하지 않는 부분(경구개)의 경계선으로 의치의 후방 변연을 결정하는 지표가 됩니다.

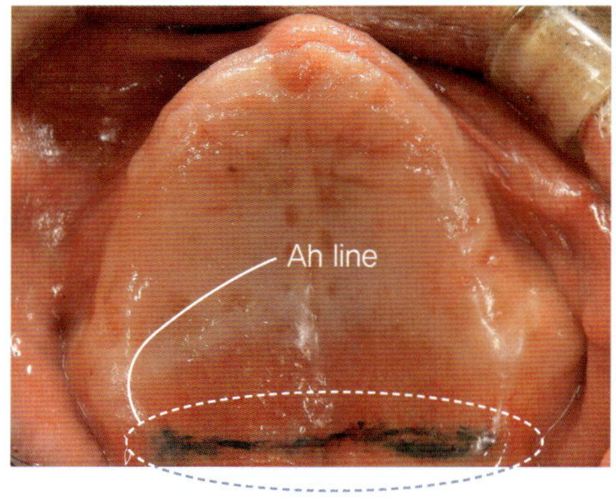

알지네이트 인상재를 보통의 혼수비로 연화하여 트레이에 쌓아 올리고 시린지 타입의 hydrocolloid를 은협이행부(mocobuccal fold)와 구개의 정중부에 주입한 후 재빨리 연합인상을 채득합니다. 경화될 때까지 술자가 트레이를 유지하는 것이 매우 중요합니다.

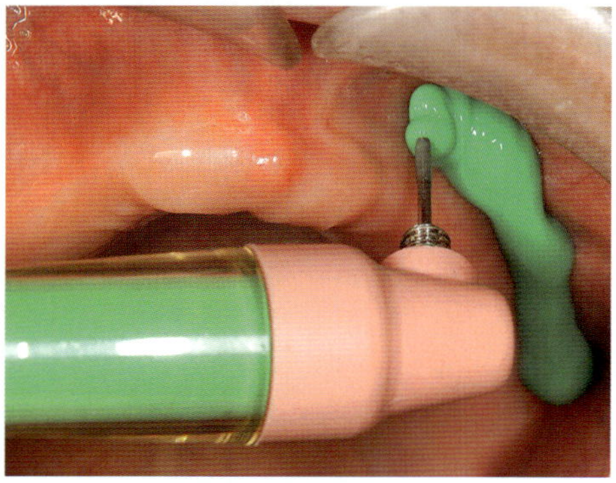

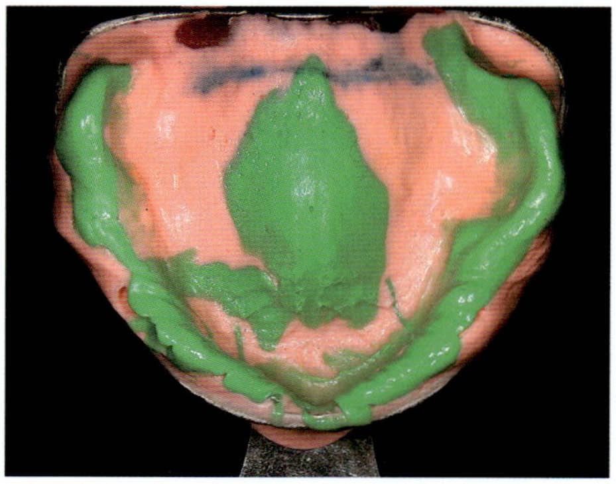

1-2 하악 인상채득의 포인트

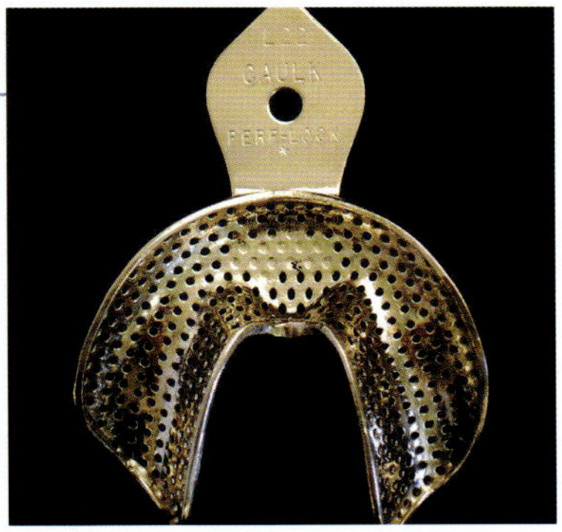

하악에서도 '변형되지 않는' 트레이를 사용합니다.

하악의 인상채득은 2단계로 합니다.

① 소량의 알지네이트 인상재로 설측과 치조정을 가볍게 터치하는 정도로 인상을 채득합니다.

② 그 다음 물을 20% 증가시킨 알지네이트 인상재를 그 위에 쌓아 올리고 더블 인상을 채득합니다. 협측은 인상재의 유동성을 이용하며 압박하지 않습니다.

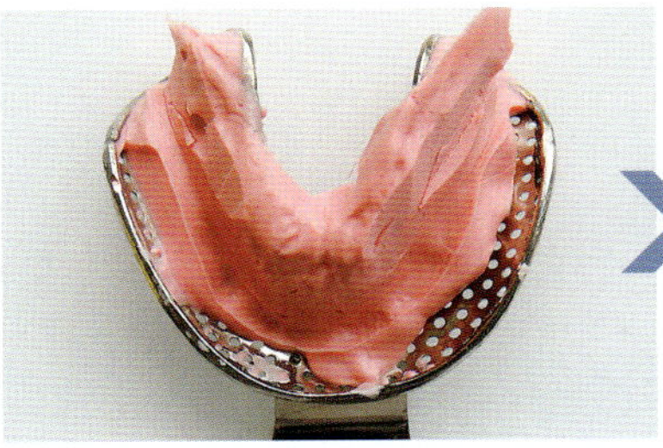

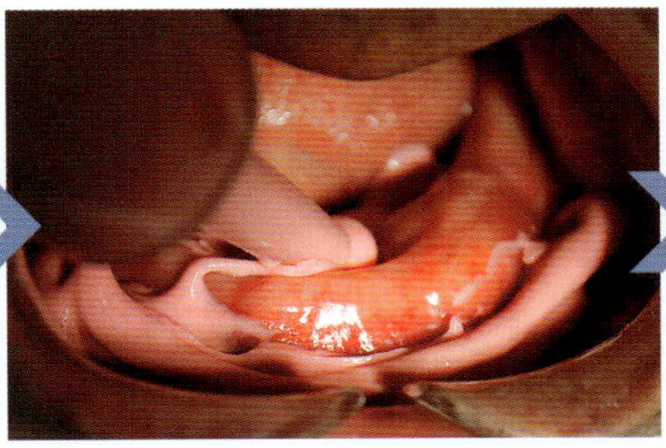

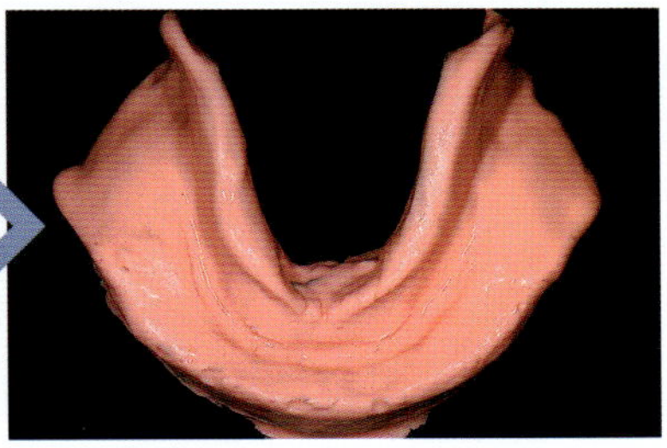

1-3 제작된 작업모형

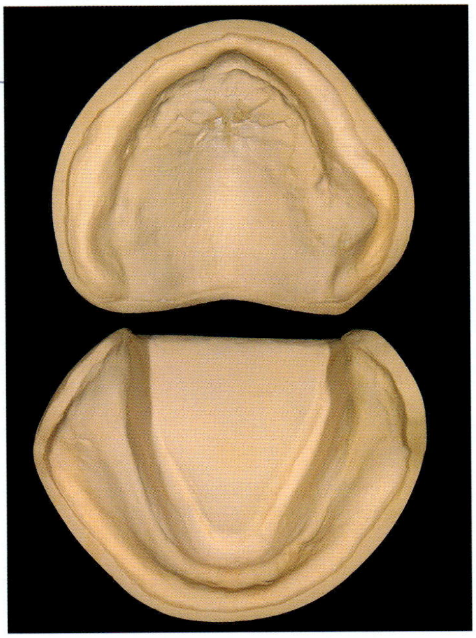

작업모형의 변형을 피하기 위하여 석고가 확실히 경화될 때까지 습윤 상자에 보관하고, 절대로 도중에 제거하지 않습니다.

또한 석고가 경화된 후에 모형의 기저부를 제작합니다. 석고를 인상에 주입하고 동시에 뒤집어서 석고 위에 인상체를 두지 않도록 합니다.

2 교합채득

교합채득에서는 먼저 환자의 얼굴을 보면서 상악 왁스림을 제작합니다. 얼굴을 보면서라는 의미는 그 환자가 원래 가지고 있던 치열을 이미지하거나 새롭게 심미적인 안모를 창조하는 것입니다. 이 과정은 술자의 심미적인 감각이 요구되며 총의치 제작의 생명선이기도 합니다.

그리고 설방(tongue space)을 상정하면서 왁스림을 조정하는 것이 매우 중요합니다. Tongue space를 저해하는 의치로는 절대로 환자의 만족을 얻을 수 없습니다.

또한 심미적으로 위화감이 없는 것이라면 이전의 의치(구 의치)를 참고합니다.

2-1 체어사이드에서 왁스림 제작

심미적으로 위화감이 없는 것이라면 이전의 의치(구 의치)를 참고하여 왁스림을 제작해 갑니다.

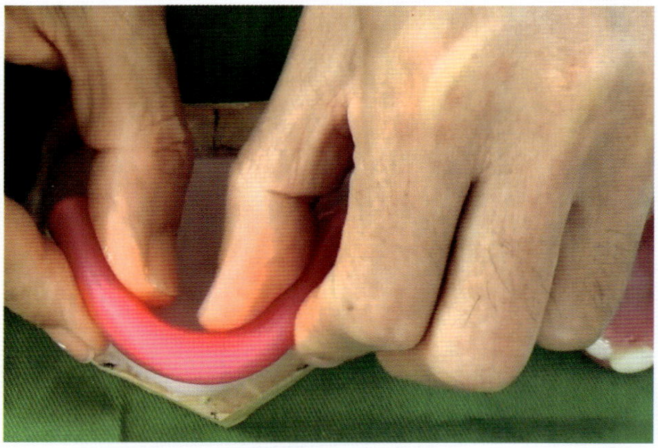

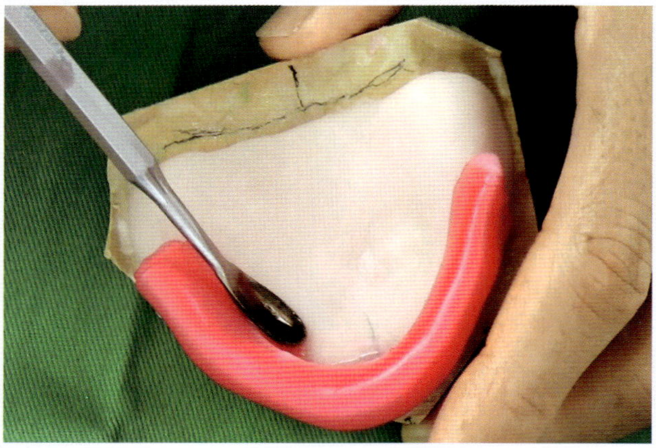

2-2 왁스림을 이용한 교합채득

실제의 교합채득은 부록 DVD를 참조하기 바랍니다.

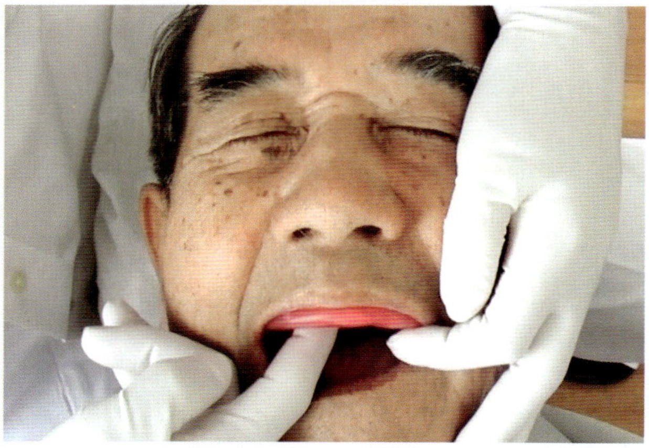

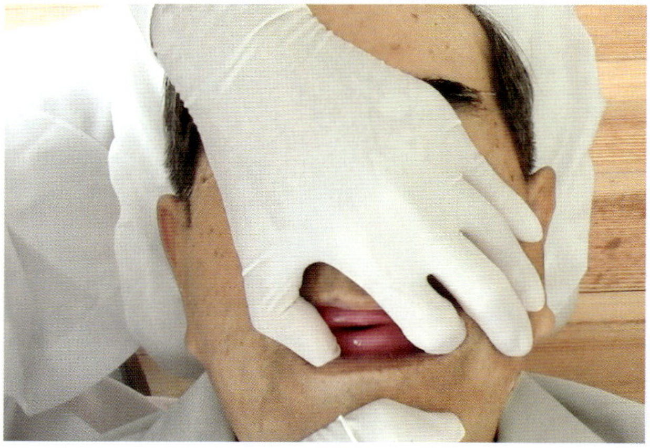

부록 DVD에 동영상 수록!!

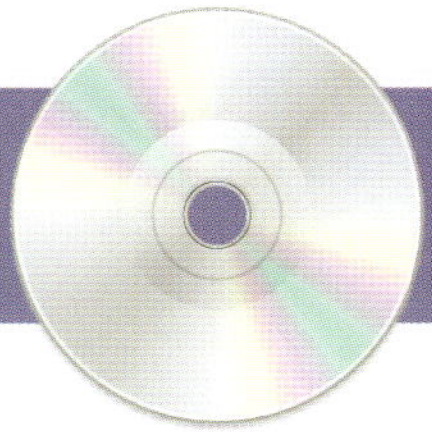

2-3 교합채득의 포인트

교합평면은 기본적으로 비청도선(Camper's plane)을 참고하는데, 어디까지나 상악 전치와 구순의 관계를 우선합니다(즉 심미성을 우선하여 교합평면을 결정해 갑니다).

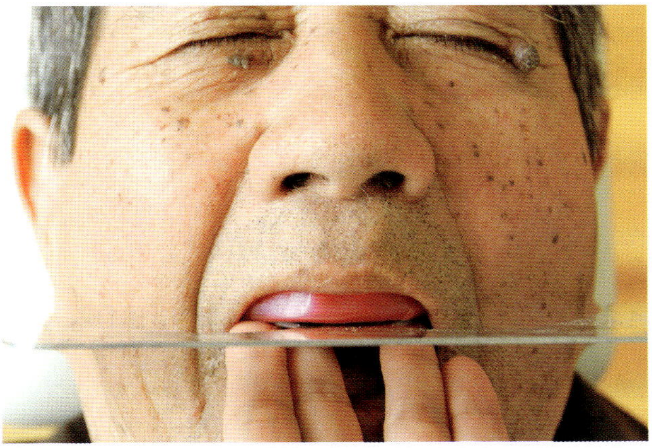

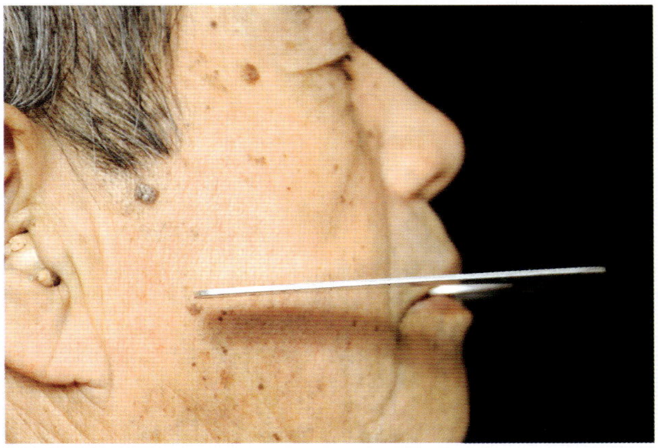

교합고경은 동공-구열(mouth corner) 사이의 거리와 코 아래-턱끝 사이의 거리가 일치한다는 Willis의 법칙에 따릅니다.

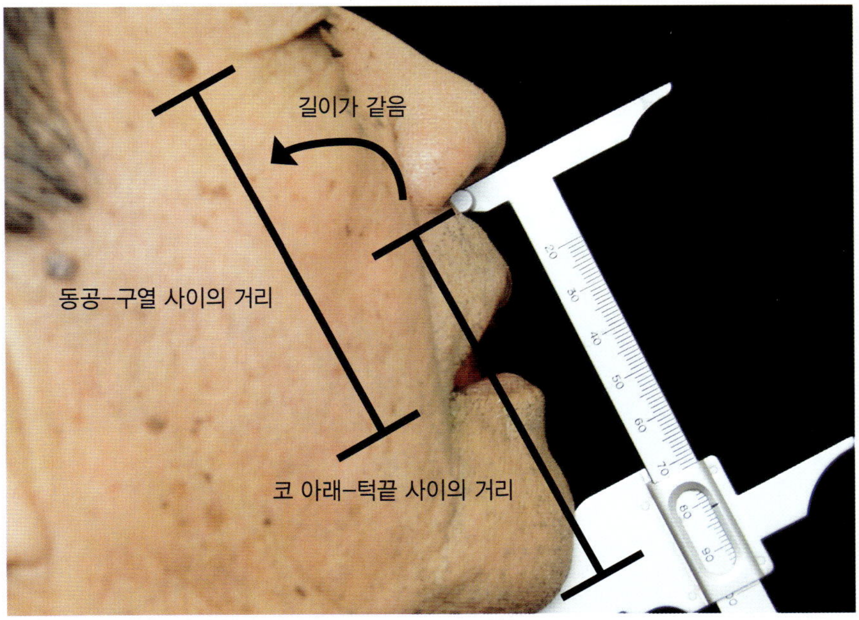

3 교합기 부착 – 인공치 배열 – 교합 상태의 검사

이제부터 인공치를 배열합니다. 인공치는 주로 A2(색조)와 O형(형태)을 사용하여 중절치를 강조하는 배열(beaver 배열)을 하고 있습니다. 이유는 '환자가 더 젊게' 보이도록 고려한 결과입니다.

본 의치는 전치(앞니)로 씹는 것이 가능한 양측성 평형교합(균형교합)을 부여합니다. 배열의 요점은 왼쪽 아래의 그림과 같습니다.

양측성 평형교합을 부여하기 위한 인공치 배열의 요점

① 교합관계는 1치 대 2치의 관계 또는 그와 유사하도록 배열한다.
② 상악과 하악 전치의 bite는 깊게 하지 않는다.
③ 조절만곡을 부여한다.
④ Bonwill의 3점접촉 교합이론에 따라 평형교합을 부여한다.
⑤ 전방운동 시의 평형교합을 부여한다.

얼굴을 보면서 체어사이드에서 제작된 왁스림

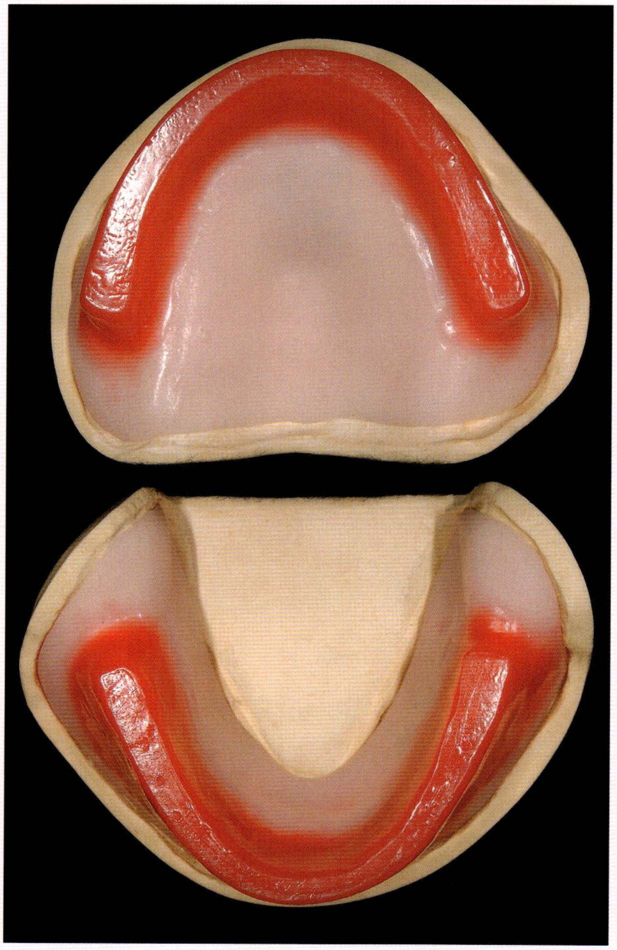

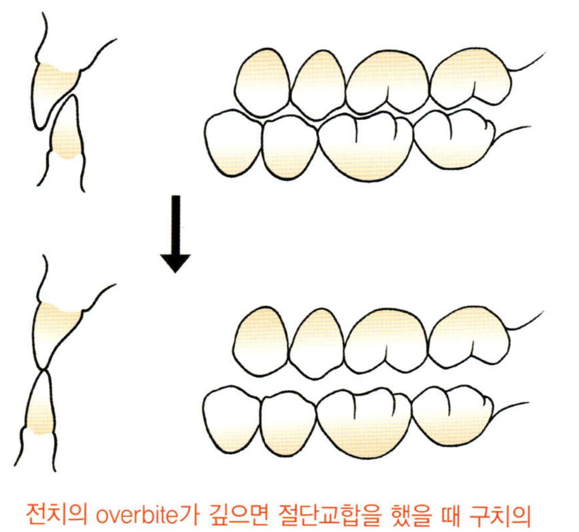

전치의 overbite가 깊으면 절단교합을 했을 때 구치의 이개량이 많아집니다

전치의 overbite(상하적인 피개)가 깊은 경우 절단교합을 하면 구치의 이개량이 심하게 많아져 균형교합을 부여할 수 없습니다.

다음에 서술하는 방법으로 배열하면 전치의 피개는 자연히 적어지고 상하악 구치의 접촉(완전 균형교합)을 얻기 쉽습니다.

부록 DVD에 동영상 수록!!

3-1 배열 시 교합기의 기본 설정

본 총의치의 제작법에서 사용하는 'Spacey 교합기 Smart'(YDM).

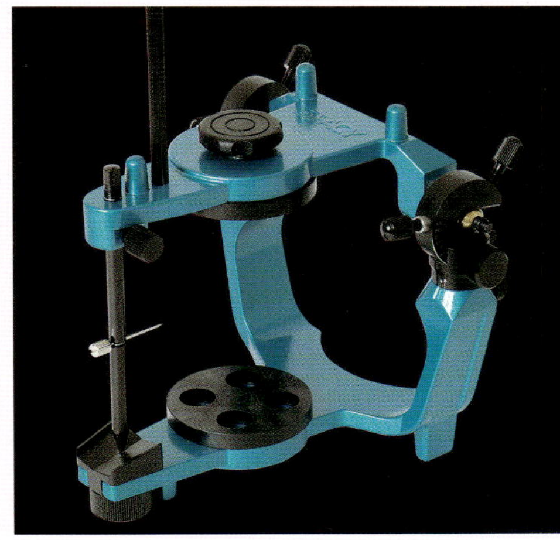

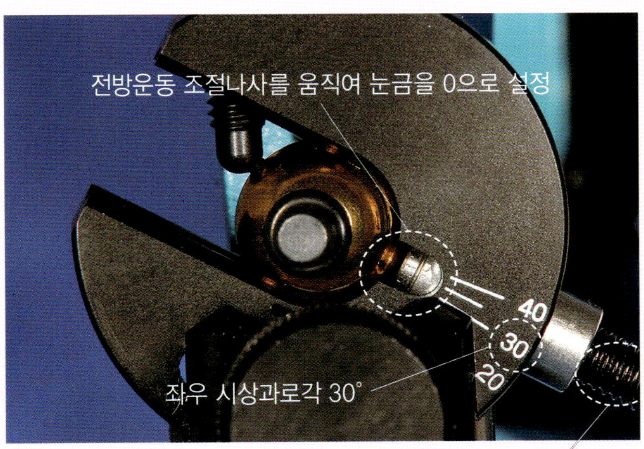

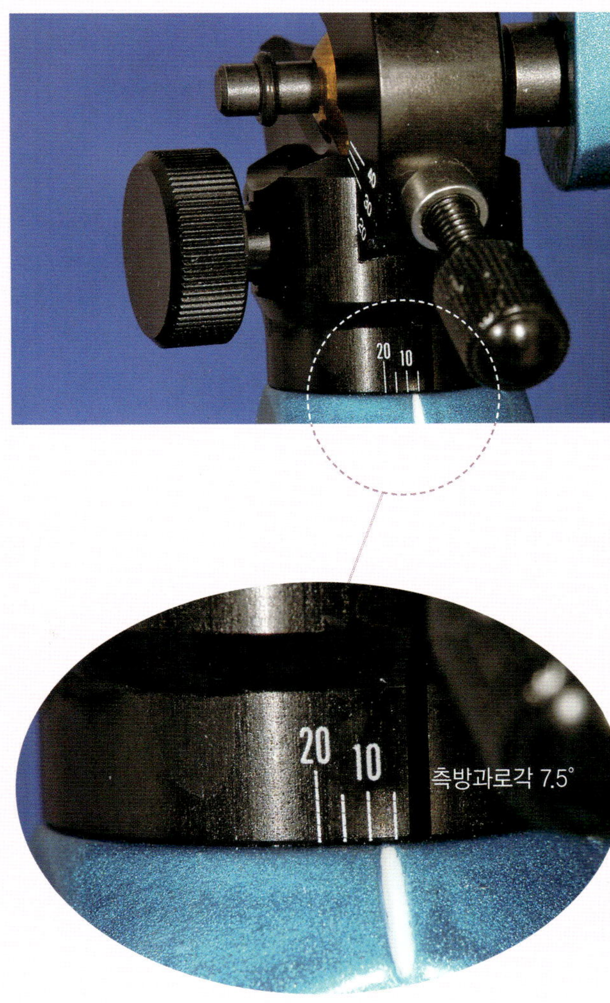

전방운동 조절나사(이하 조절나사)를 0mm에 설정하고 좌우 시상과로각을 30°, 측방과로각을 7.5°로 고정해 둡니다.
이 두 가지의 과로각만은 마지막까지 움직이지 않습니다.

3-2 교합기 부착

Face bow를 사용하지 않으므로 교합평면판(YDM, 별매품)을 이용하여 상악 모형을 교합기에 부착합니다.

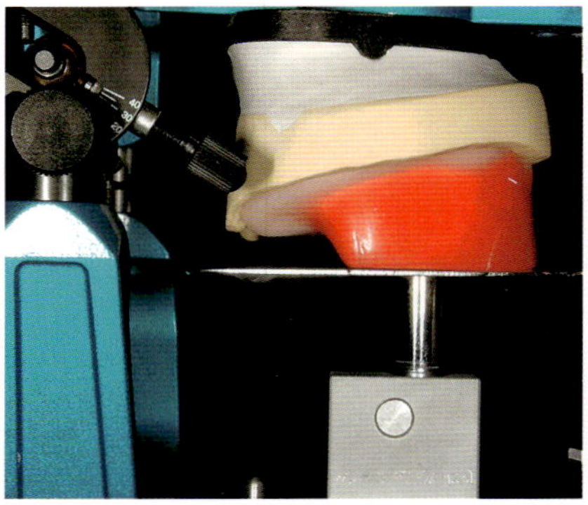
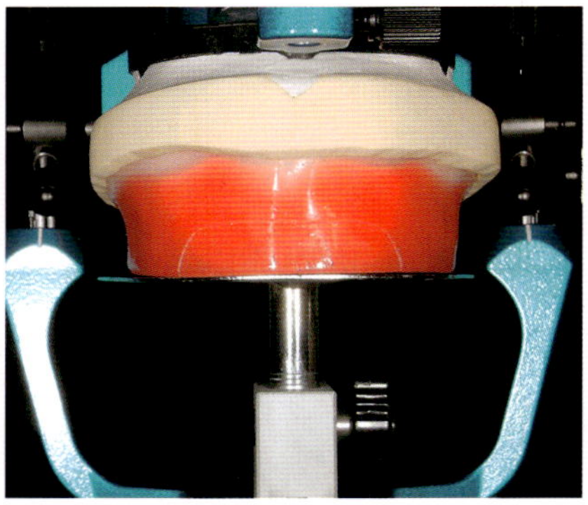
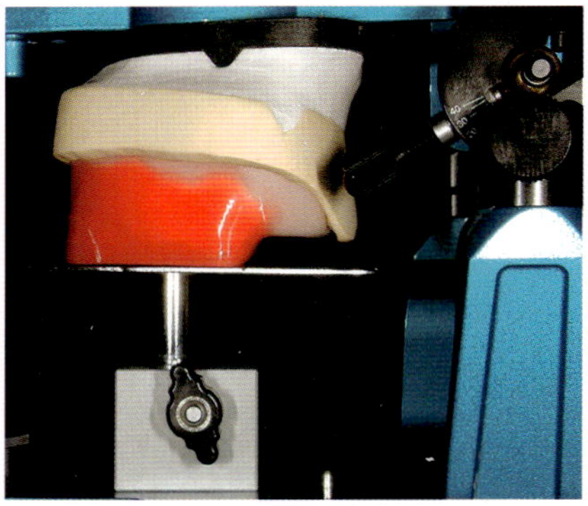

하악 모형도 보통의 방법으로 교합기에 부착합니다.

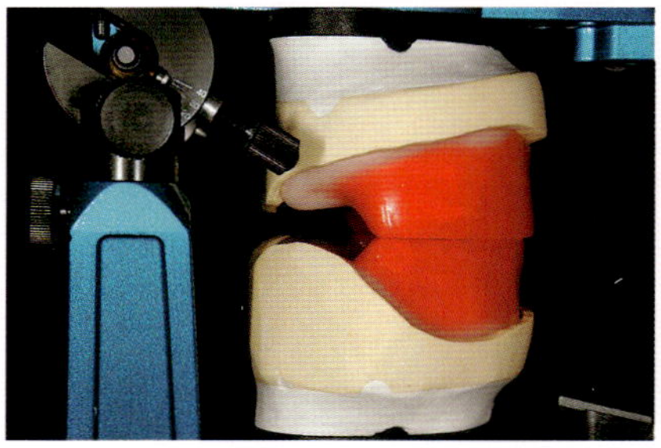
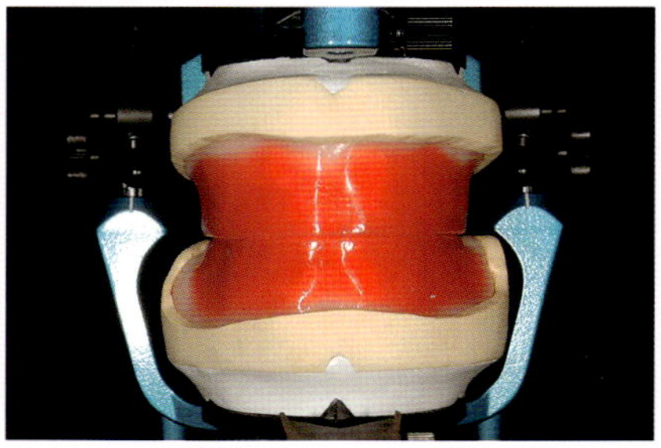
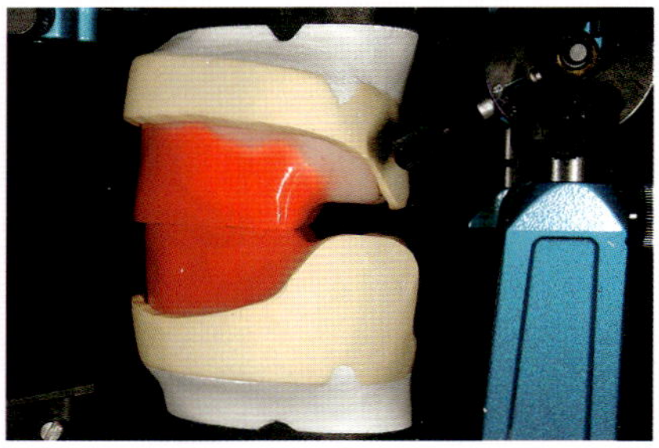

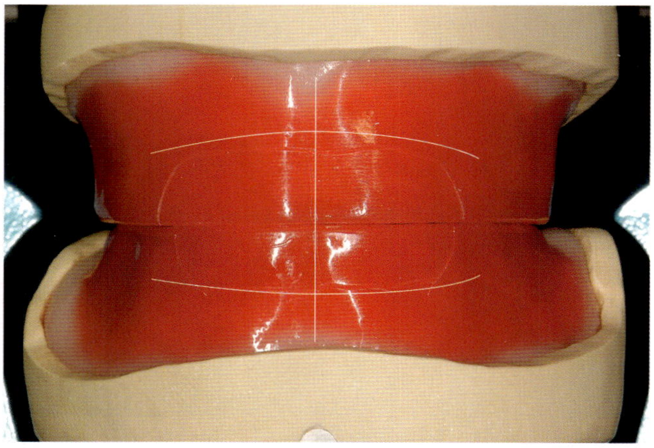

교합채득 할 때 정중선과 치경선(cervical line)을 기입해 둡니다.

3-3 인공치의 배열 과정

1 상악 중절치 배열

상악 중절치를 비틀어 강조하는 배열(beaver 배열)을 합니다.

치근의 방향을 이미지화하여 치근이 서로 접촉하지 않도록 고려하는 것이 중요합니다.

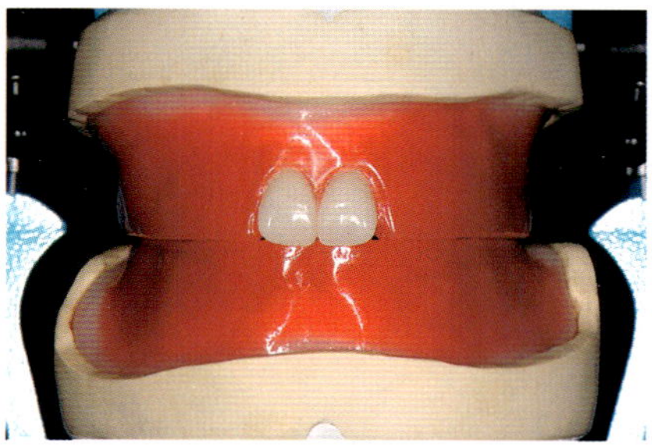

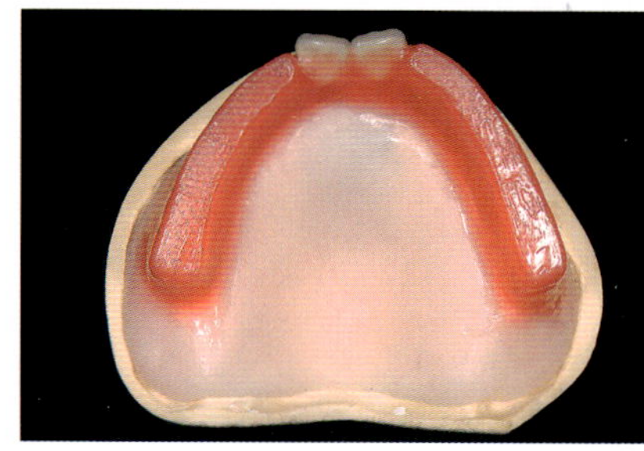

2 상악 6전치 배열

왁스림의 풍융도, 교합평면, 정중선, 치경선에 따라 상악 6전치를 배열합니다.

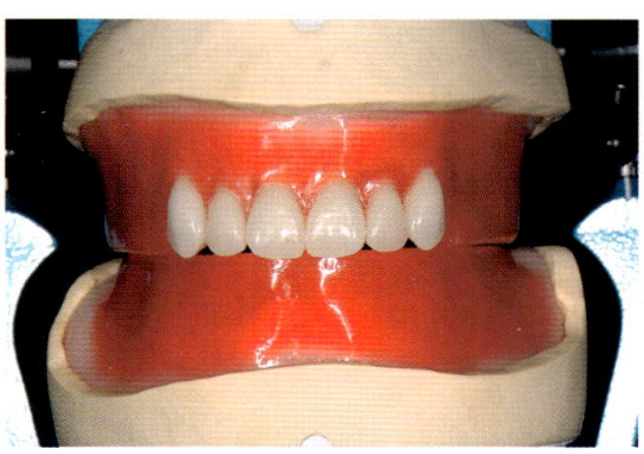

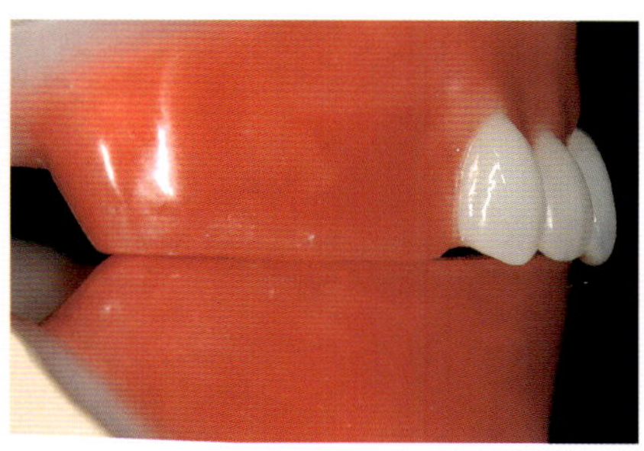

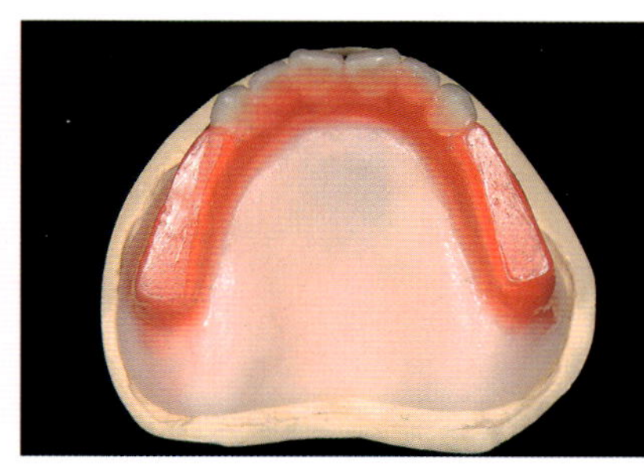

3 상악 구치 배열

교두경사각이 20°인 인공치를 사용합니다. 전치에서 소구치까지는 편평하게 배열하고 대구치에는 조절만곡을 부여합니다.

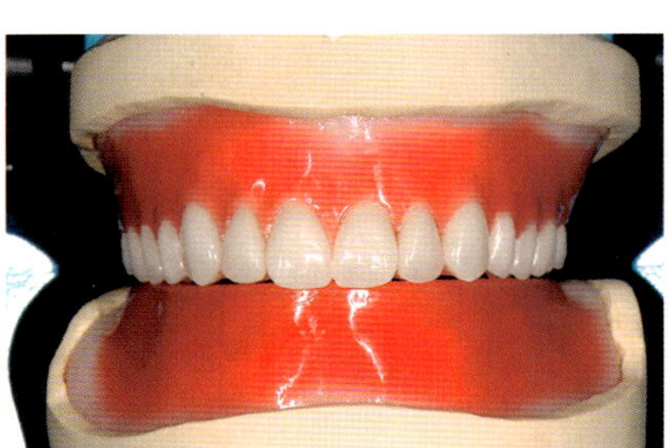

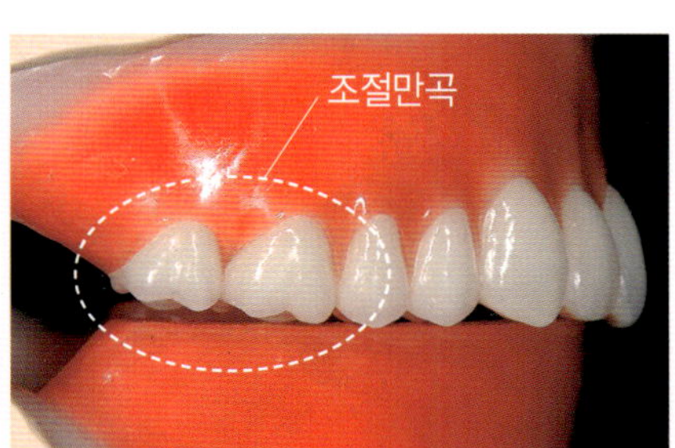

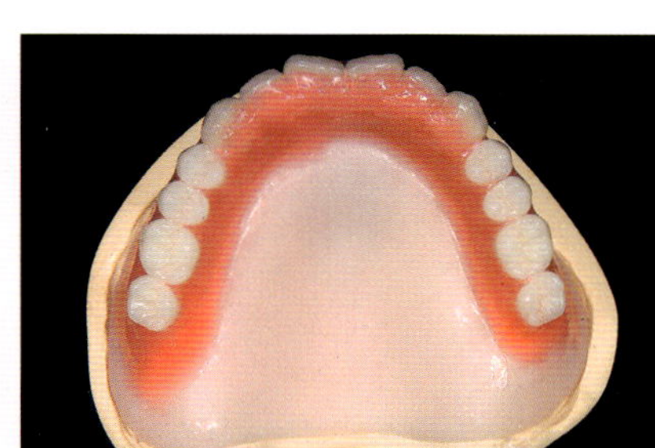

4 하악 제1대구치 배열

하악은 양측 제1대구치부터 배열합니다. 교합관계는 1치 대 2치 관계 또는 그와 유사하도록 배열합니다.

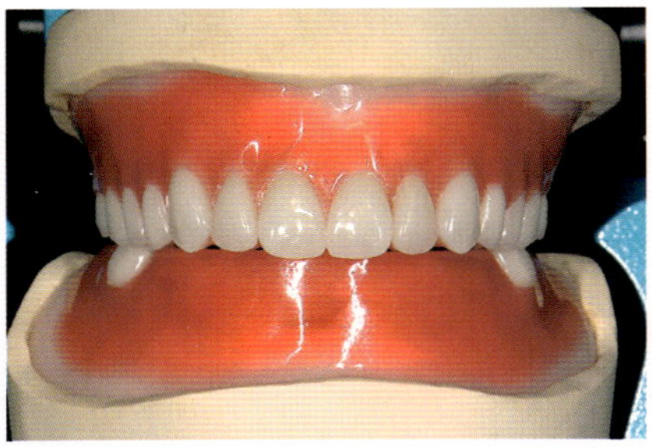
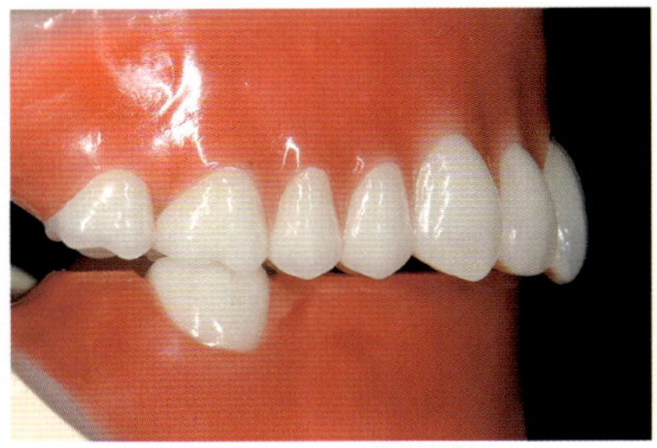
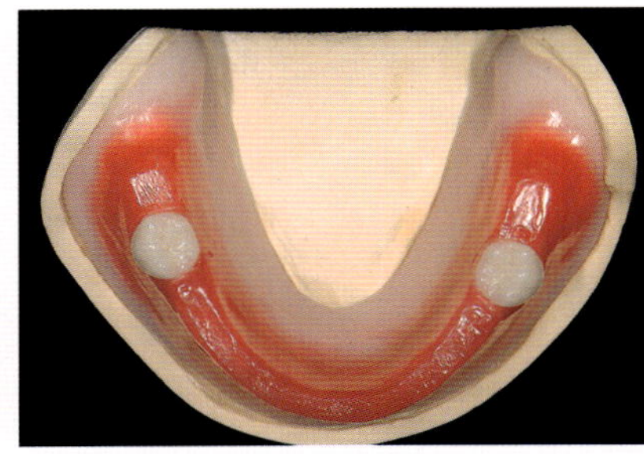

5 하악 구치부 배열

다음으로 양측 하악 제2소구치 → 양측 하악 제1소구치 → 양측 하악 제2대구치의 순서로 배열합니다.

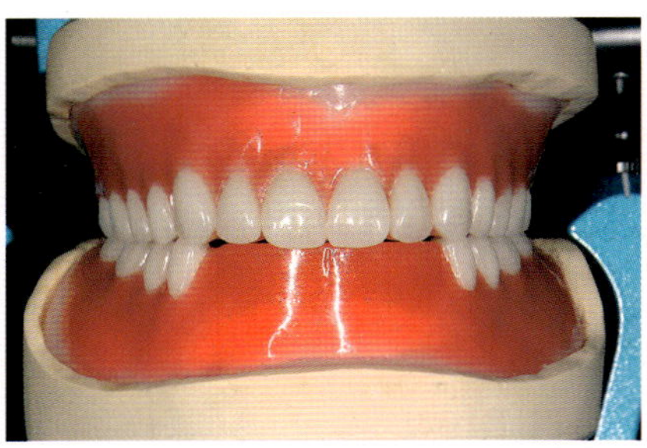
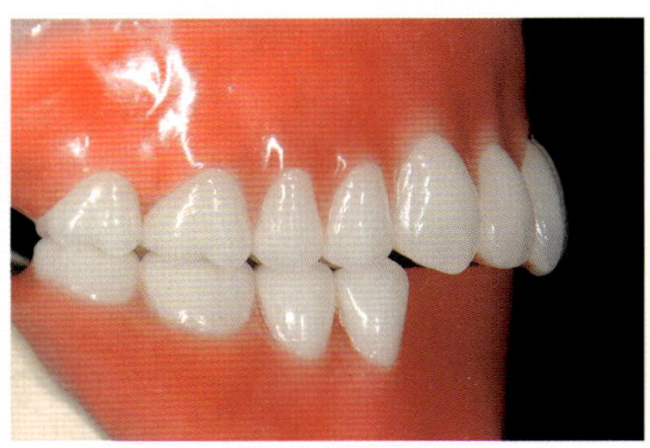
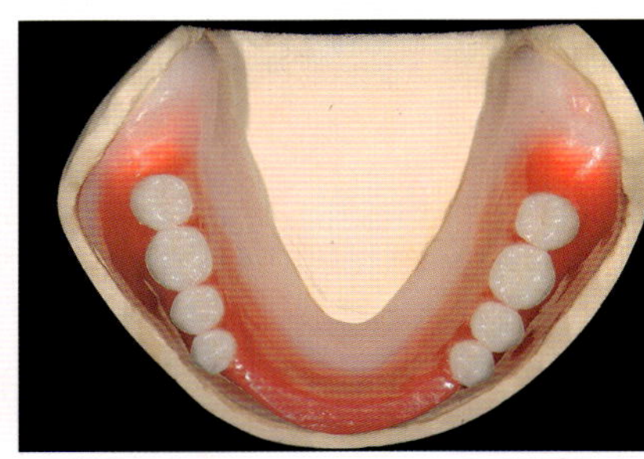

6 하악 전치부 배열

보통, 조절나사를 3mm 움직여 절단위로 하고 하악 6전치를 배열합니다. 이것은 전방운동 시의 평형교합(balanced occlusion)을 쉽게 얻기 위한 것입니다.

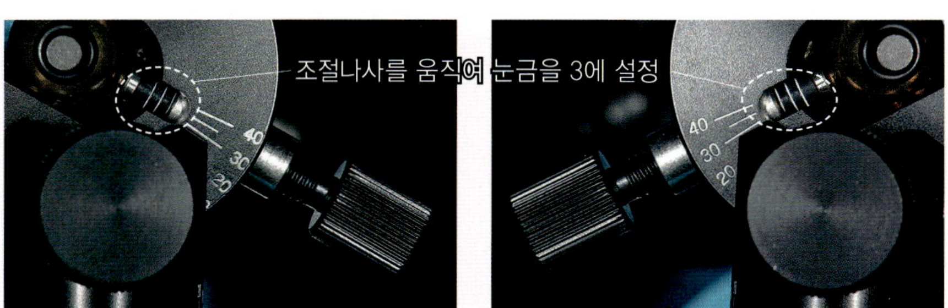

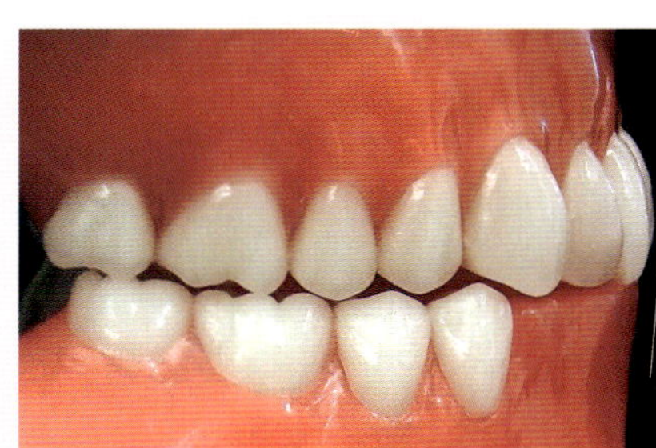

7 절단위에서 배열했을 때

절단위에서 하악 전치의 배열을 완료했을 때입니다.

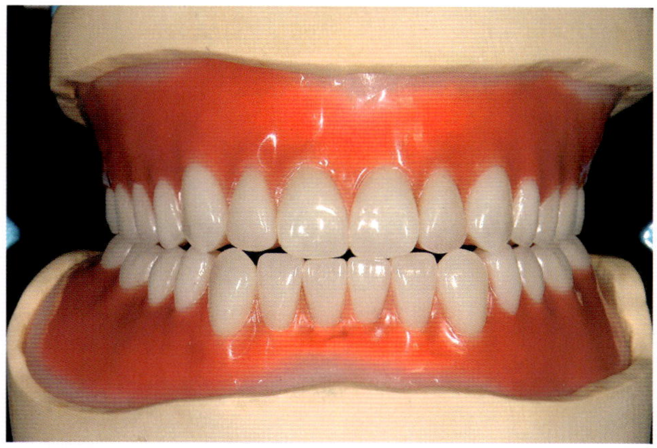

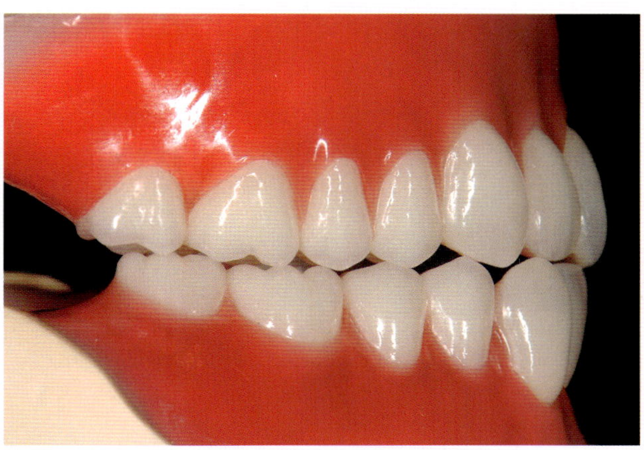

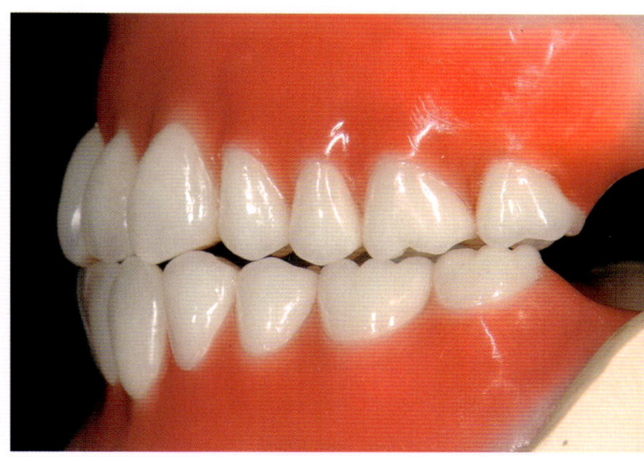

3-4 교합 상태의 검사와 수정

여기에서 교합 상태를 검사하고 수정하는데, 그 전에 짚고 넘어가고 싶은 것으로서 전방운동 할 때 전치로 씹기 위한 세 가지의 조건은 다음과 같습니다.

조건 1

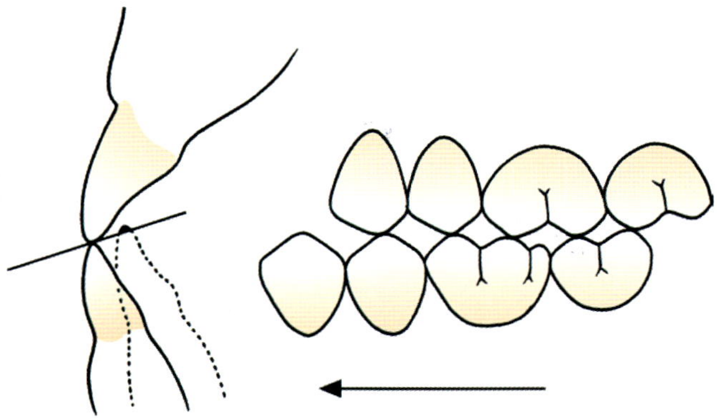

완전 균형교합은 전방운동 할 때도 구치가 이개되지 않습니다(참고문헌 4에서 인용).

조건 2

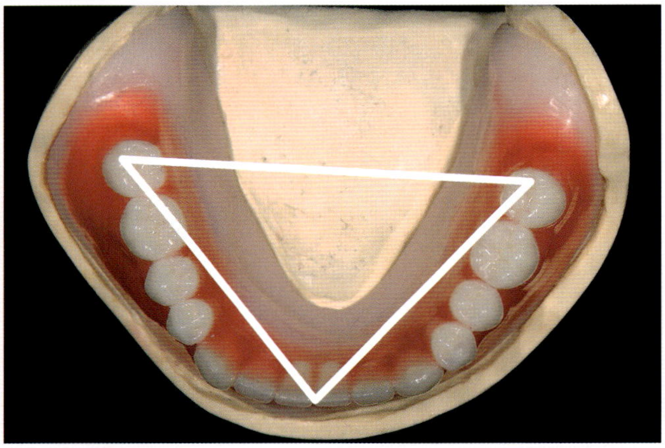

전방운동 할 때 양측의 제2대구치에서 균형을 얻을 수 있도록 배열합니다.

조건 3

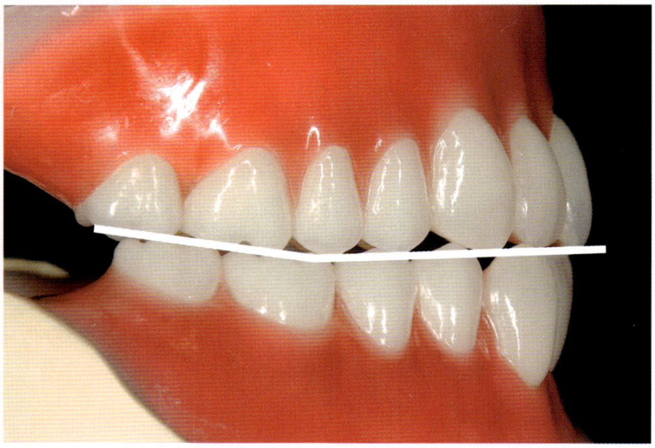

조절만곡이 부여되어 있으므로 전방운동 할 때도 구치가 이개되지 않습니다. 전치로 씹기 위해서는 이것들이 매우 중요합니다.

1 전방운동 시의 검사

조절나사를 1mm 움직이면 하악이 절단에서 1mm 후퇴하므로 그 위치에서 교합 상태를 검사하여 수정합니다. 1mm씩 조정함으로써 전방운동의 평형교합을 획득할 수 있습니다.

절단에서 1mm 후퇴한 위치(나사의 눈금이 2mm)에서 조정

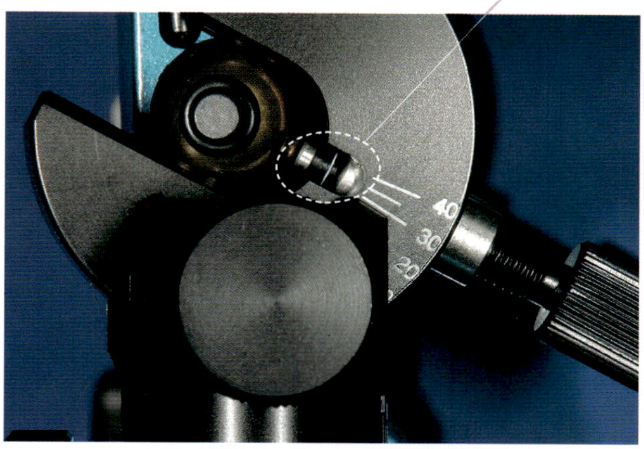

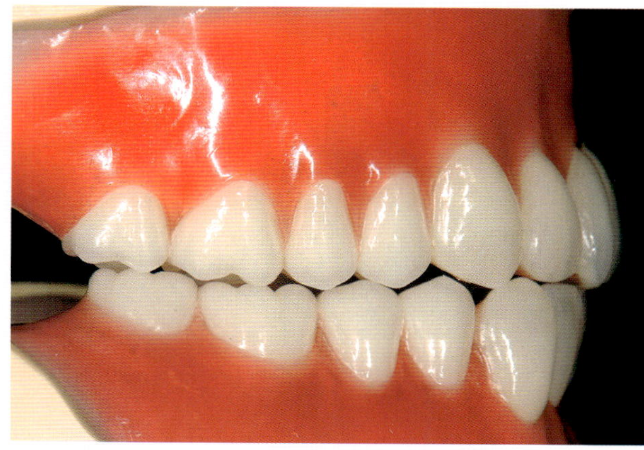

절단에서 2mm 후퇴한 위치(나사의 눈금이 1mm)에서 조정

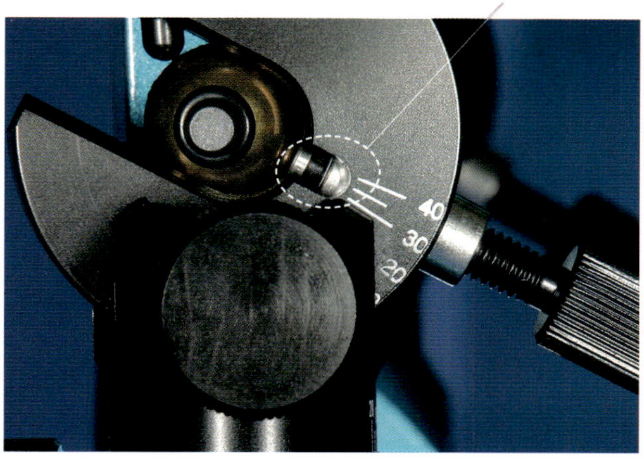

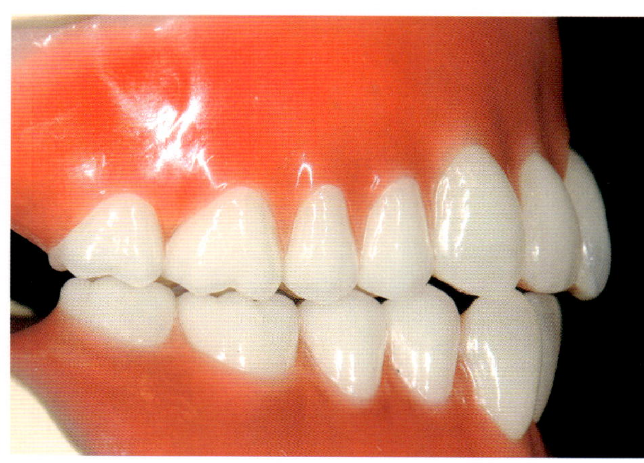

2 우측 측방운동 시의 검사

오른쪽의 조절나사를 0mm로 고정하고 왼쪽의 조절나사를 움직이면서 우측 상하악 구치의 협측교두정이 서로 접촉될 때까지 편심운동을 합니다.

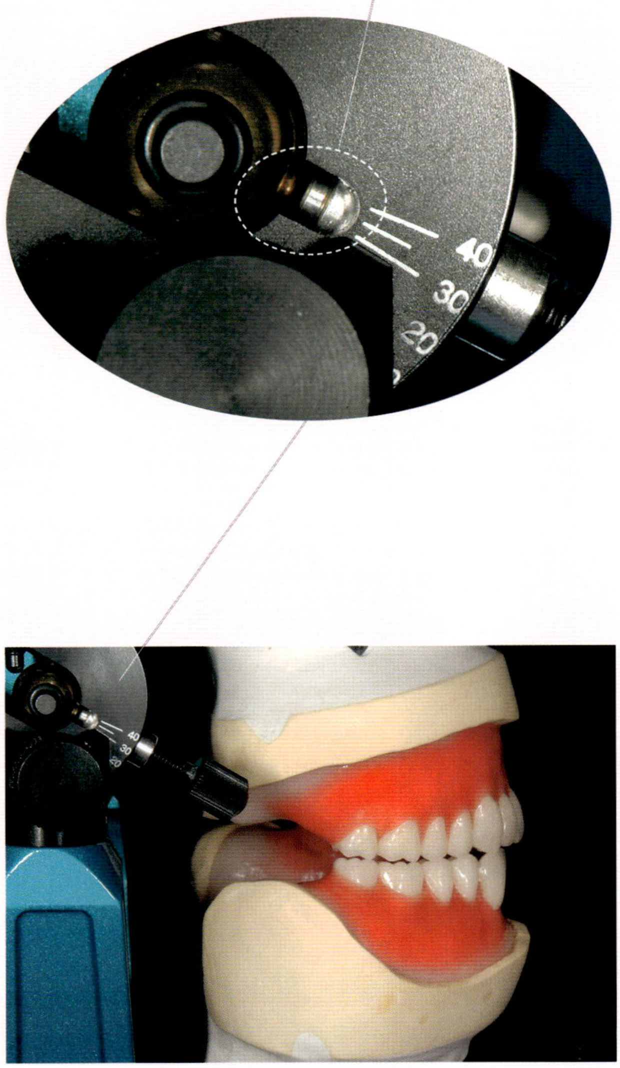

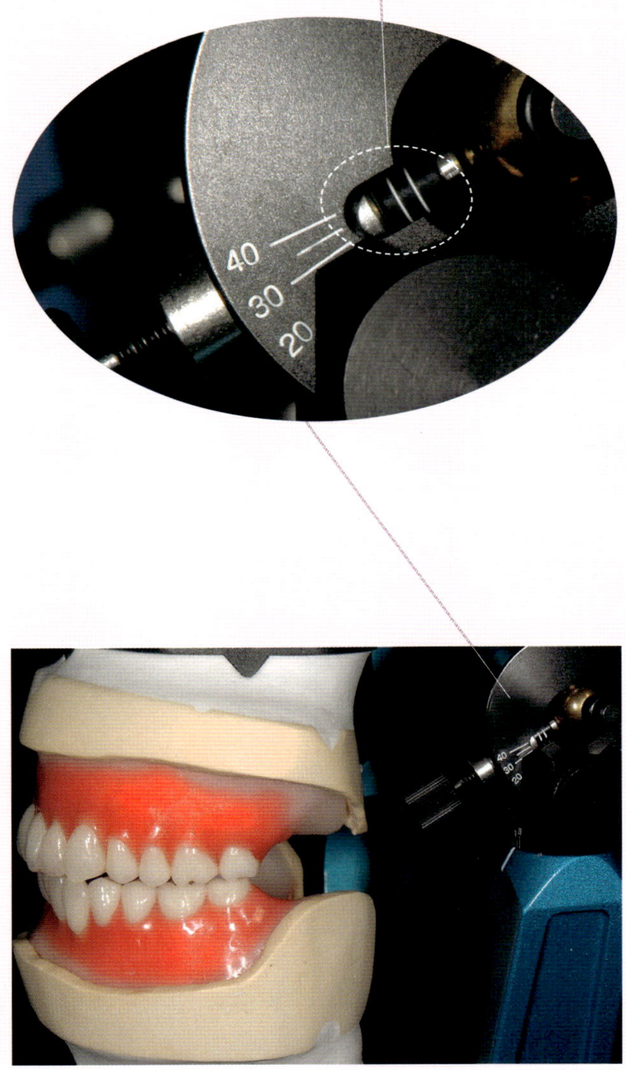

오른쪽 : 작업측

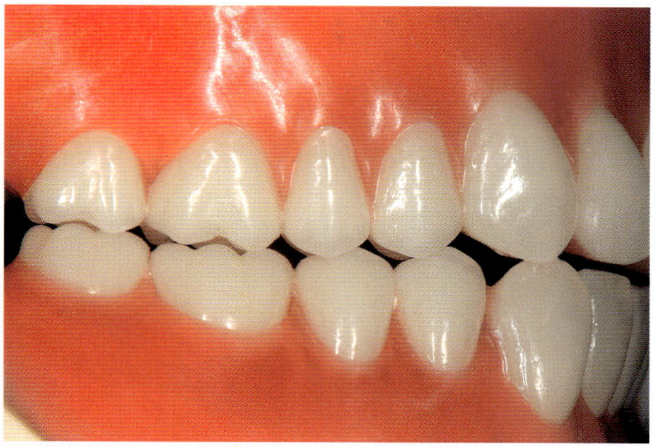

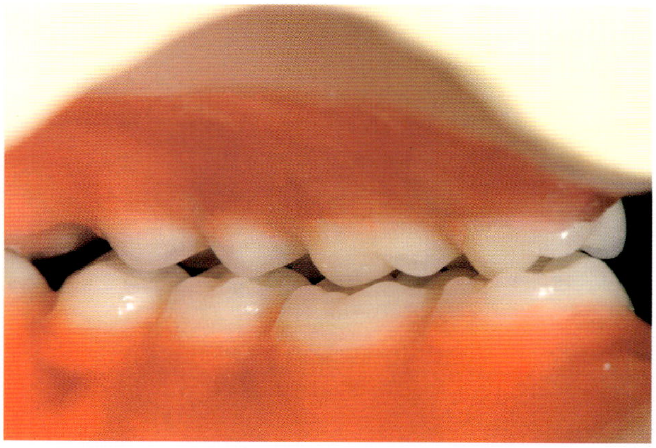

왼쪽 : 평형측

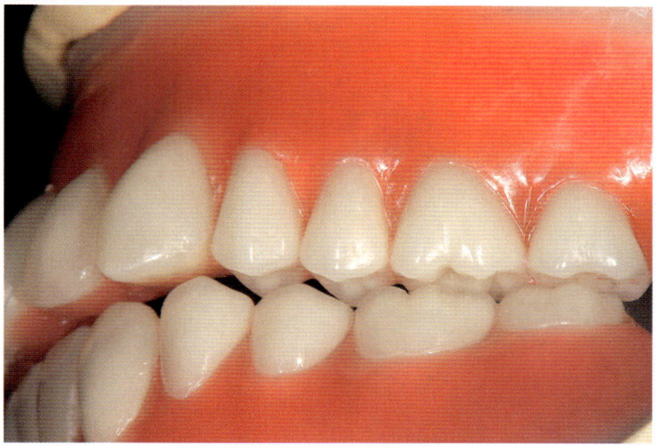

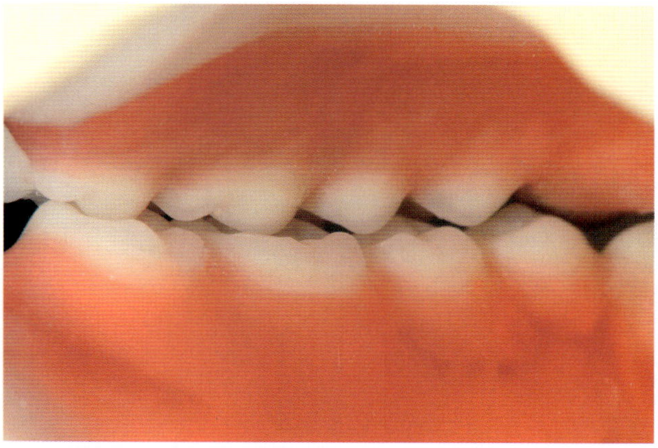

작업측인 오른쪽에서는 상하악 구치의 협측교두정이 서로 접촉되고, 평형측인 왼쪽에서는 상악 대구치 설측교두 내사면과 하악 대구치 협측교두 내사면이 접촉되는 것을 확인합니다 (Bonwill의 3점접촉 교합 이론).

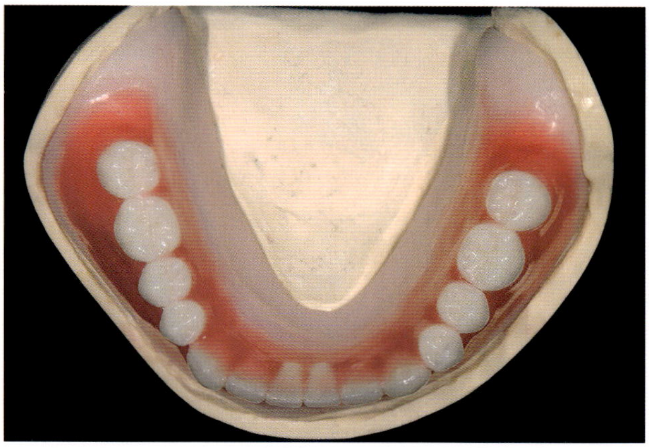

3 좌측 측방운동 시의 검사

오른쪽과 반대로 왼쪽의 조절나사를 0mm로 고정하고 오른쪽의 조절나사를 움직이면서 좌측 상하악 구치의 협측교두정이 서로 접촉될 때까지 편심운동을 합니다.

오른쪽 : 평형측

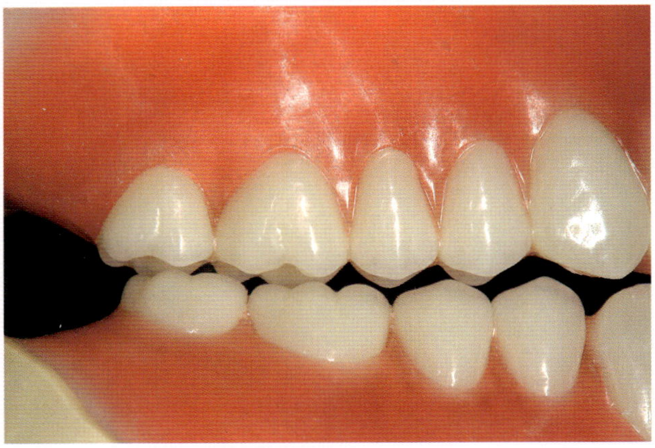

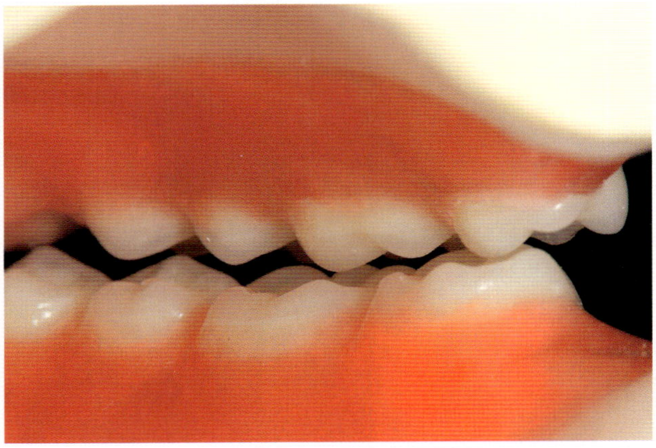

왼쪽 : 작업측

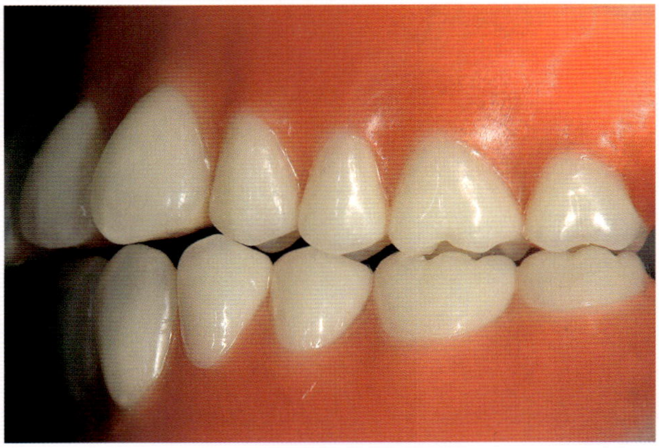

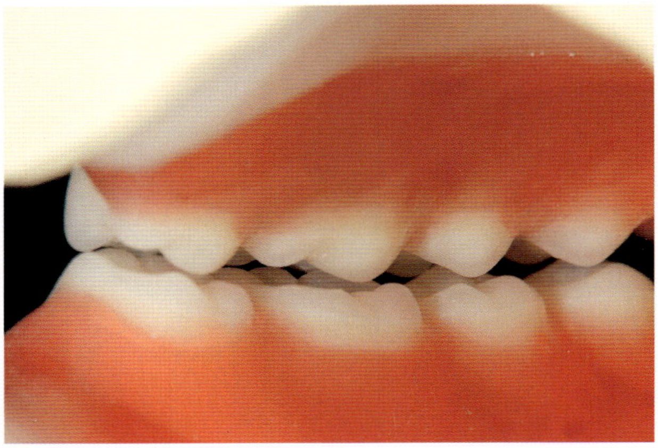

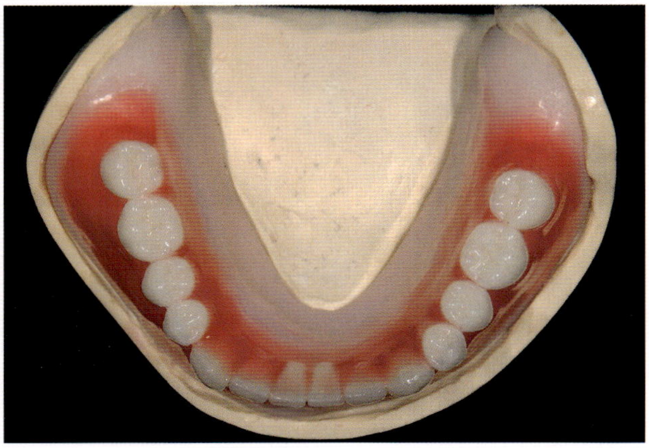

작업측인 왼쪽에서는 상하악 구치의 협측교두정이 서로 접촉되고, 평형측인 오른쪽에서는 상악 대구치 설측교두 내사면과 하악 대구치 협측교두 내사면이 접촉되는 것을 확인합니다(Bonwill의 3점접촉 교합 이론).

4 인공치 배열 종료 시

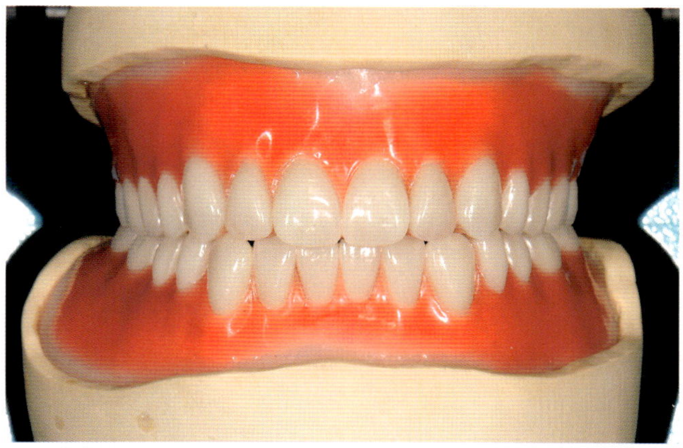

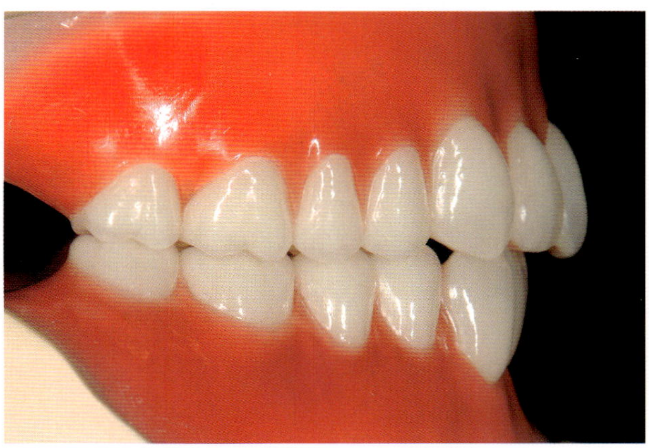

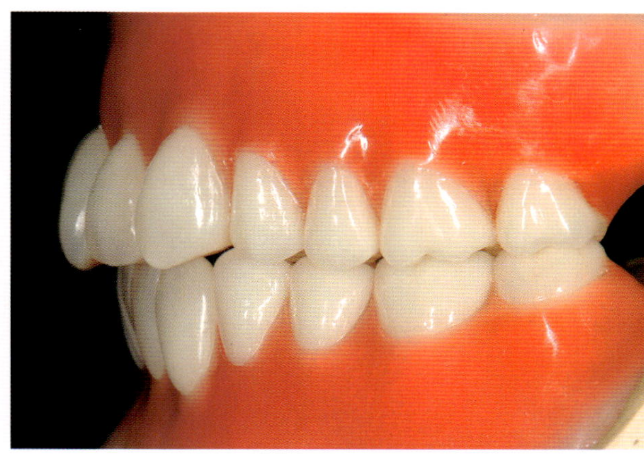

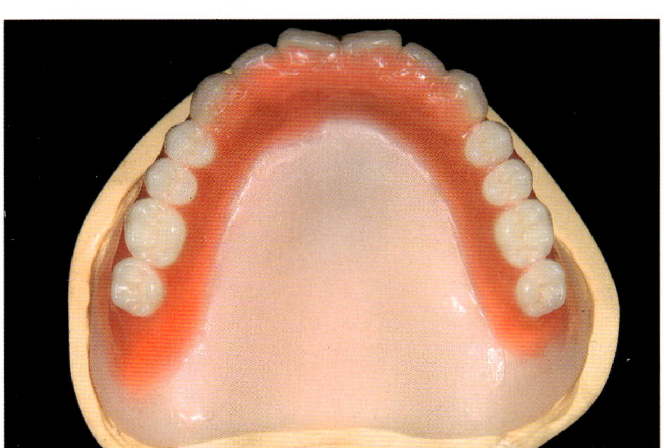

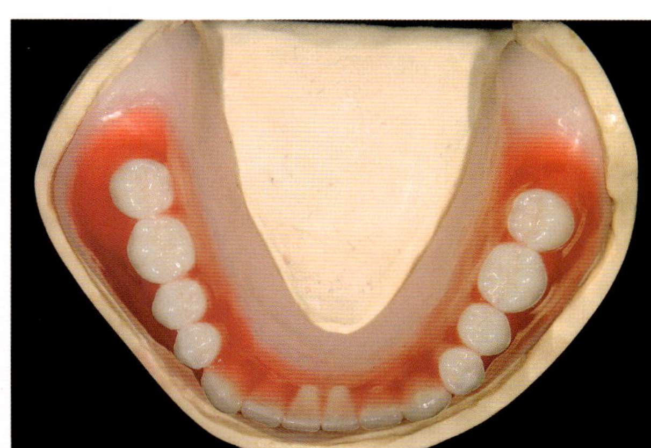

4 왁스 의치 시적과 Check bite – 교합기 부착 – 재배열

왁스 의치를 구강 내에 시적할 때는 인공치의 색조 및 형태와 안모의 조화를 관찰합니다. 또한 안모와 교합평면 그리고 안면의 정중과 왁스 의치의 정중이 일치하는가를 확인합니다. 더불어 smile line과 구순과의 조화를 검사합니다.

왁스림을 이용한 교합채득으로는 정확한 교합을 얻을 수 없다고 생각합니다. 그러나 인공치를 배열하면 구강 내의 감각이 왁스림으로 채득할 때와 달라져 한층 더 바른 중심위를 채득할 수 있습니다. 따라서 왁스 의치를 이용하여 다시 한 번 중심위에서 교합을 채득(check bite)하여 교합기에 재부착합니다. 이때 전방과 측방의 check bite는 간략화하는 의미에서 굳이 채득하지 않습니다.

교합기에 부착한 후 올바른 악위에서 앞서 서술한 배열을 다시 확인합니다.

4-1 왁스 의치를 이용한 Check bite

Bite 왁스를 사용하여 centric bite를 채득합니다. 상하악 치아가 절대로 접촉하지 않는 것이 가장 중요합니다.

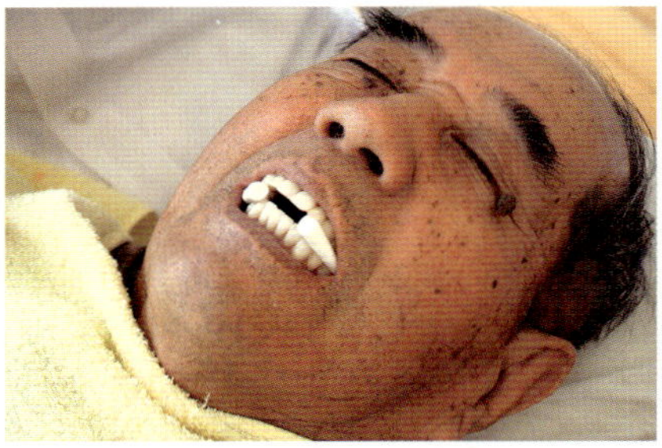

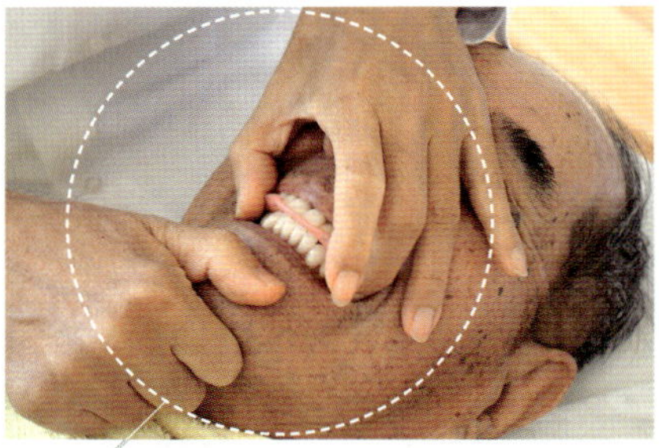

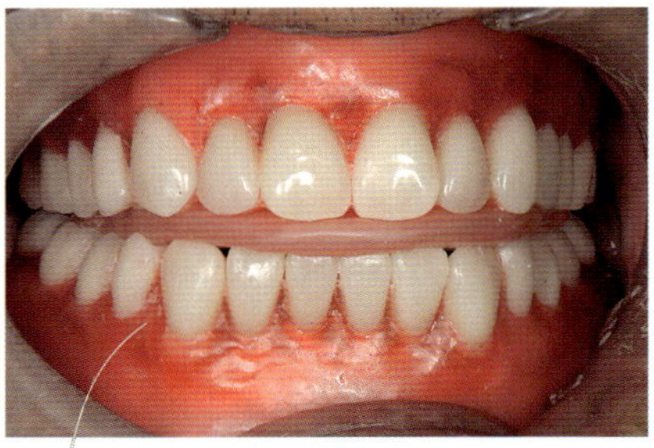

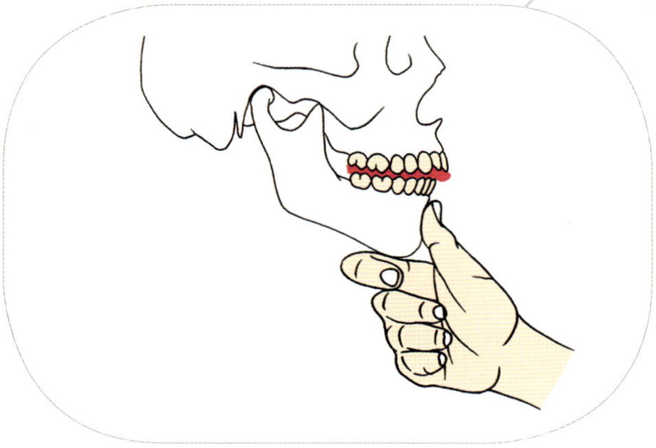

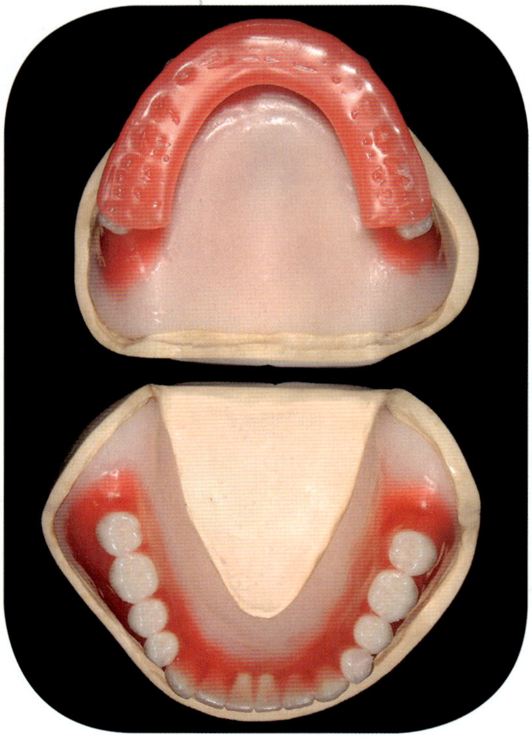

Bite 왁스를 사용하여 centric bite를 채득합니다. 상하의 치아가 접촉하지 않는 것이 가장 중요합니다.

!

전방과 측방의 check bite나 gothic arch는 하지 않습니다.

4-2 왁스 의치의 교합기 부착

인공치의 재배열을 위하여 왁스 의치를 이용하여 채득한 check bite로 왁스 의치를 교합기에 부착시킵니다.

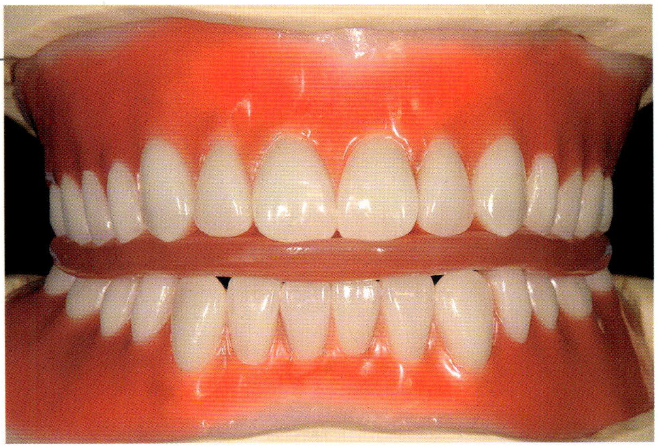

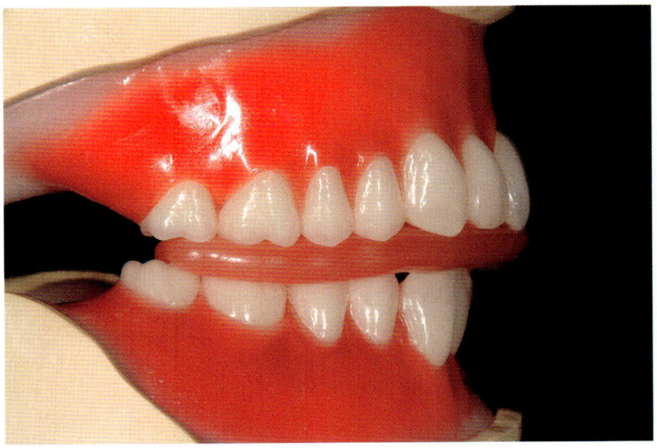

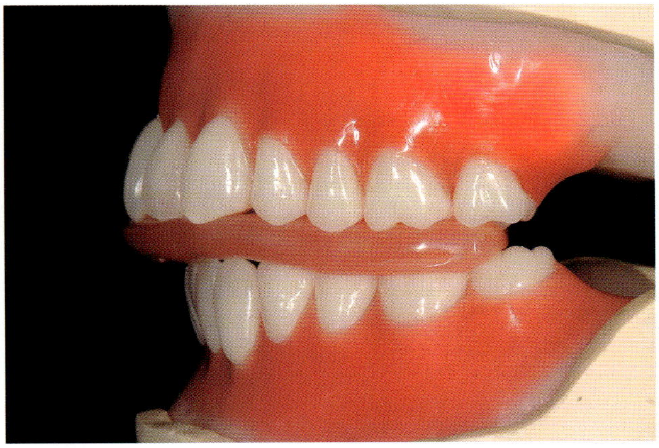

4-3 왁스 의치의 검사와 수정, 재배열

이전의 과정과 같이 검사와 수정(완전 균형교합 확인)을 다시 하여 인공치를 재배열합니다.

다시 한 번 환자의 구강 내에 시적하여 최종 확인한 후 레진 중합하면 더욱 안심할 수 있습니다.

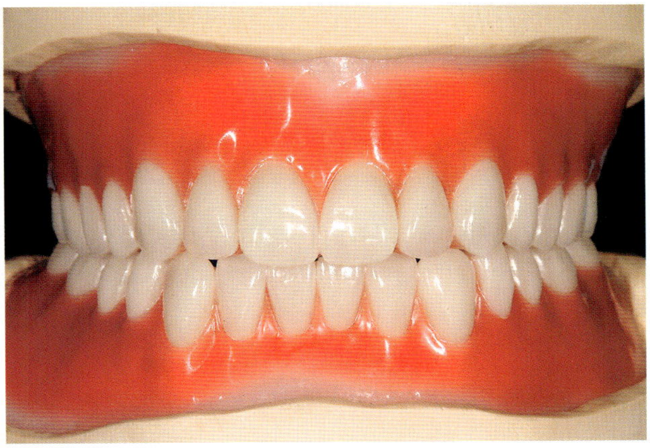

5 레진 중합 – Check bite – 교합기 부착

레진 중합을 하면 중합 조작에 따른 재료의 오차(레진의 중합 변형)가 생깁니다. 따라서 다시 한 번 centric bite를 채득하여 교합기에 재부착하고 교합의 오차를 수정하고 나면 총의치가 완성됩니다.

5-1 레진 중합 후의 의치

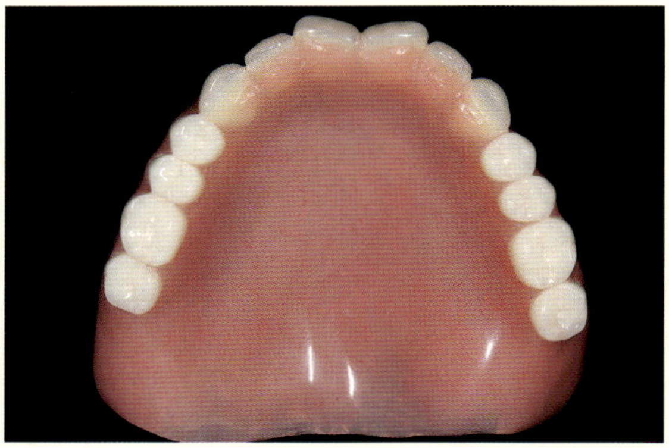

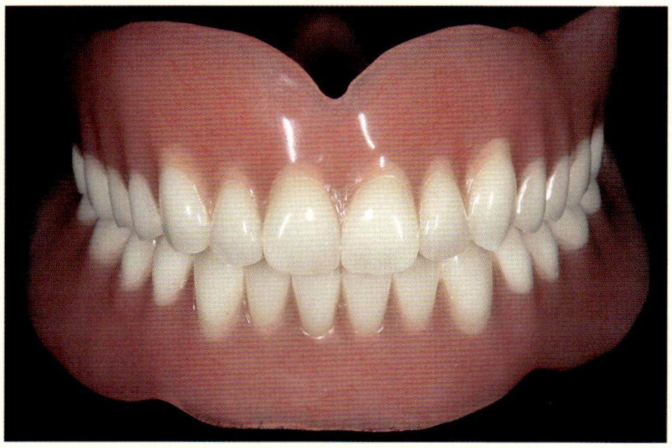

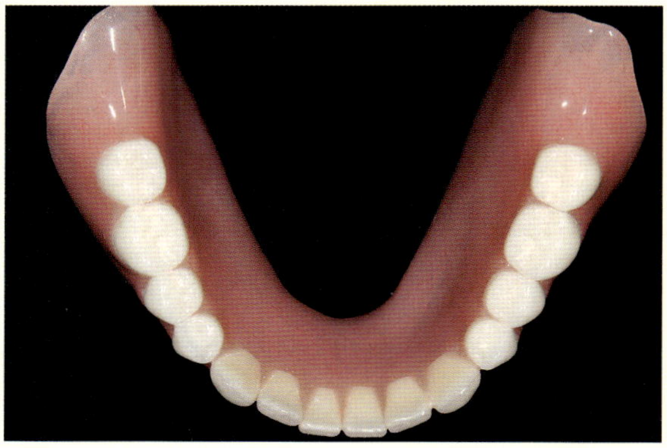

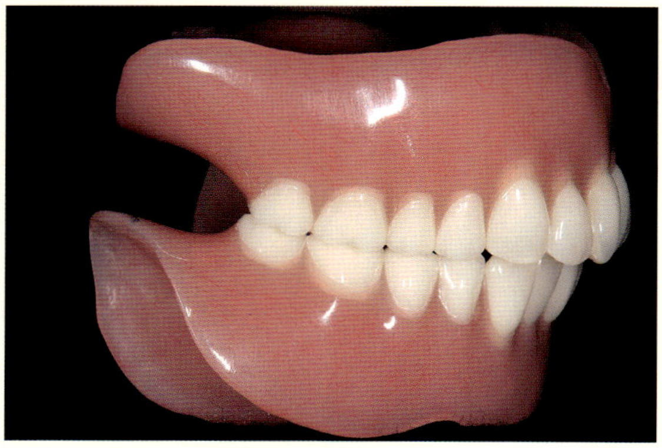

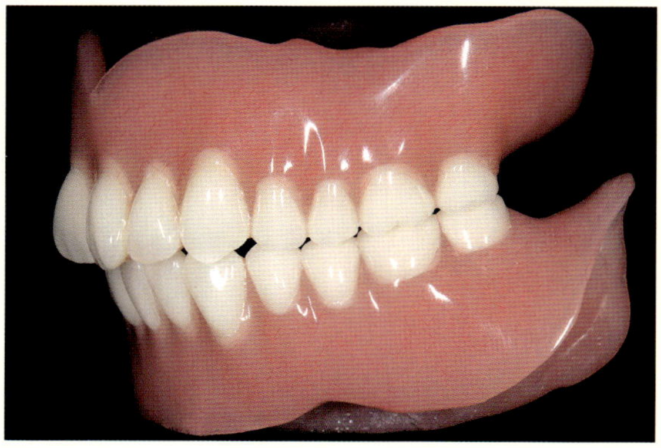

5-2 레진 중합된 의치의 Check bite

Bite 왁스를 사용하여 centric bite를 채득합니다. 왁스 의치 때와 마찬가지로 상하의 치아가 접촉하지 않는 것이 가장 중요합니다.

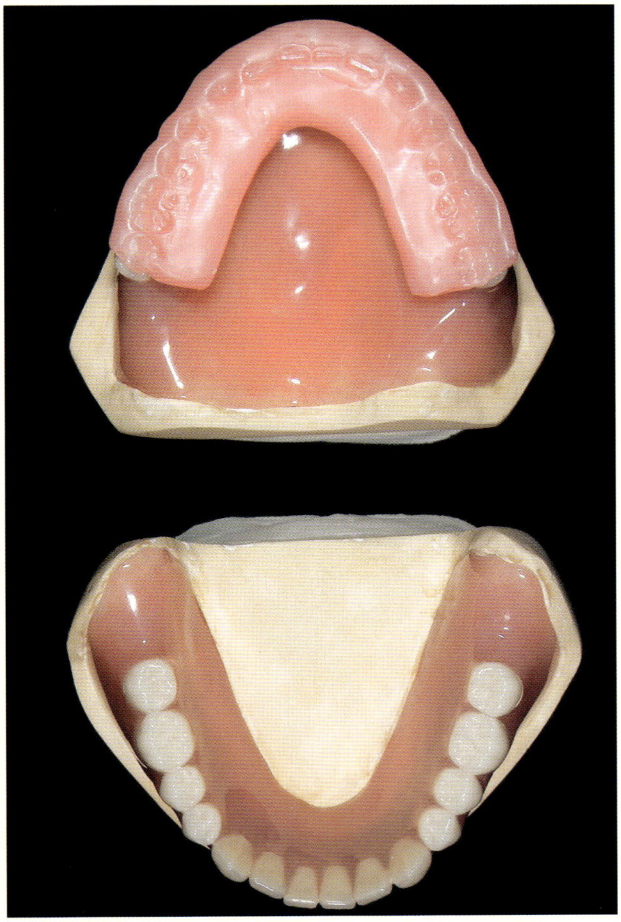

필자는 undercut을 제거할 때 점토를 사용하고 있습니다.

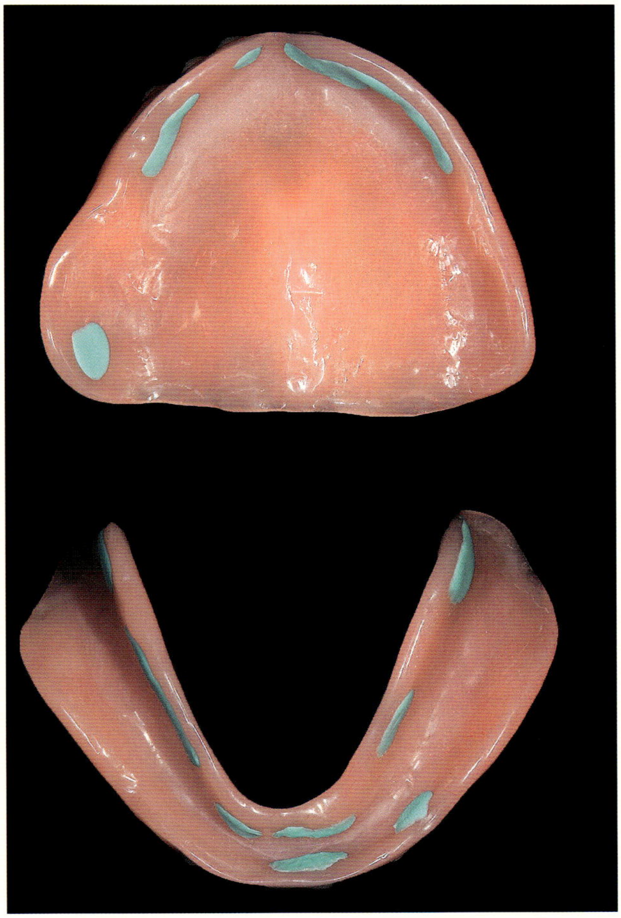

5-3 레진 중합된 의치의 교합기 부착

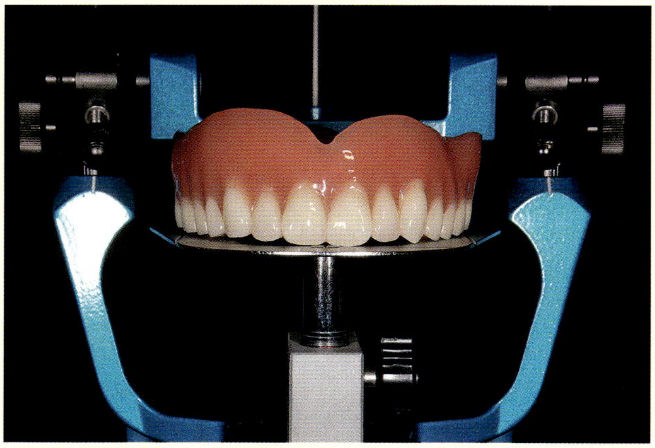

Face bow를 사용하지 않으므로 교합평면판을 이용하여 상악 위치를 교합기에 부착합니다.

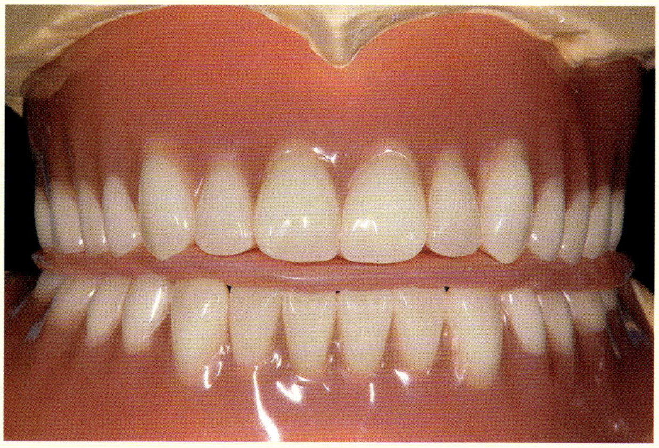

Check bite를 이용하여 레진 중합된 의치를 교합기에 부착합니다.

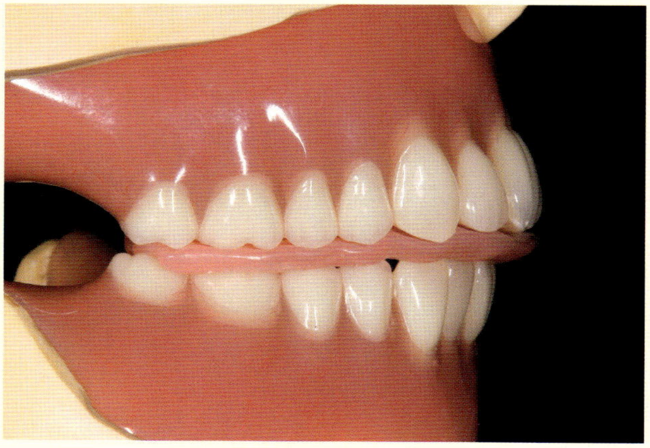

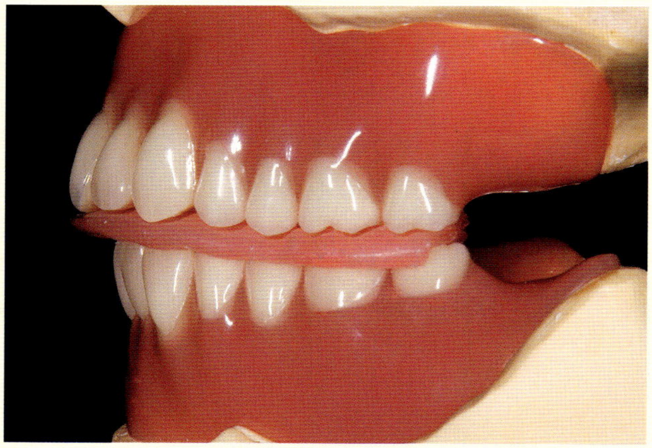

Centric bite를 사용하여 다음 그림과 같이 상하악 모형을 술자가 손가락으로 확실히 고정하여 fast setting 석고(Xanthano, Heraeus-Kulzer Japan)를 사용하여 교합기에 부착합니다. 이때 incisal pin을 bite 재료의 두께(2~3mm)만큼 거상해 둡니다.

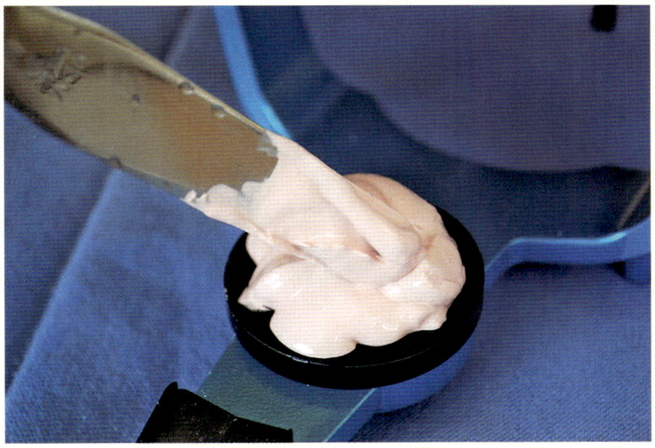

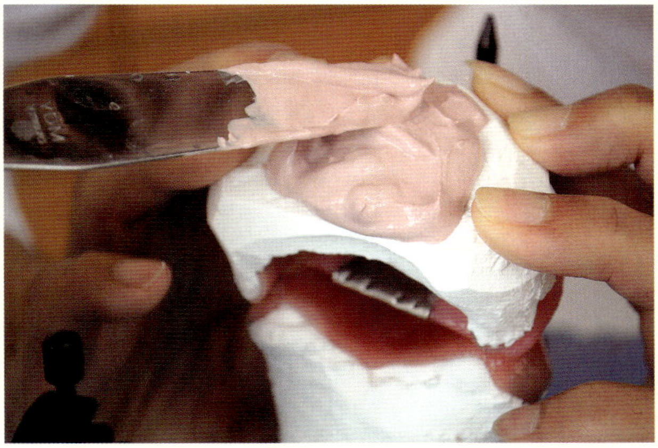

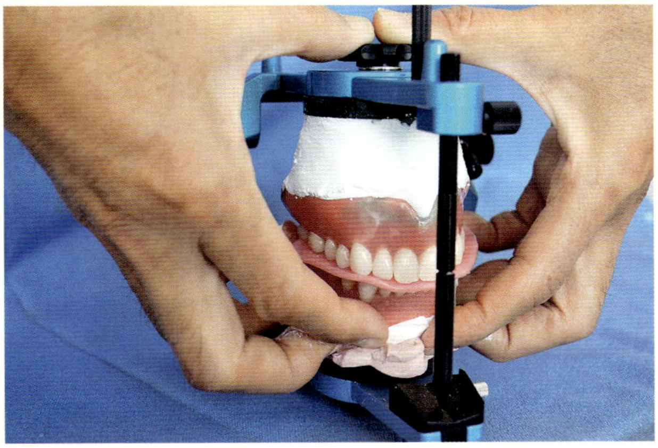

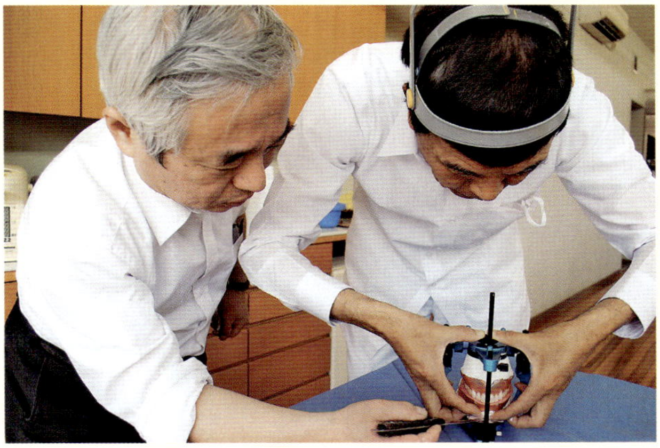

Column – 젓가락 문화 안에서 총의치

동양에는 젓가락 문화가 있습니다. 특히 일본은 전통적으로 일식 속에서 젓가락 문화가 보존되어 있습니다. 일식(절인 음식, 초밥 등)은 음식을 젓가락으로 집어 전치로 베어 문 후 구치로 저작하여 연하합니다. 세계 역사를 보더라도 매우 자랑할 만한 문화라고 생각합니다.

1976년 일본에 소개된 Dr. E. Pound의 의치는 전치를 발음으로 배열합니다(s, v, f). 따라서 전치는 음식을 베어 무는 것이 아니며 저작에 이용하는 것은 구치 치열만으로, knife와 fork의 문화에 적응한 lingualized occlusion입니다. 일본에서도 이 방법은 매우 간편하여 널리 보급되었고 현재에도 총의치의 주류는 lingualized occlusion이 이용되고 있습니다. 그러나 이 방법은 일본인의 전통적 문화와는 어울리지 않는 것이라고 생각합니다.

이러한 생각을 바탕으로 감히 필자들은 전치로도 음식을 베어 물 수 있으면서 구치로도 저작하기 쉬운 완전 균형교합에 의한 보험용 의치 제작법을 이 책에서 소개하려고 합니다.

6 교합조정 - 의치의 완성

본서의 방법으로 총의치를 제작하는 데 있어 매우 중요한 포인트의 하나가 바로 교합조정입니다.

앞의 인공치 배열 항에서 서술한 대로 전치로 베어 물 수 있는 양측성 평형교합을 부여하는 것을 목표로 하고 있으며 순서는 오른쪽 박스와 같습니다. 이때 기능교두는 기본적으로 삭합하지 않고 조정을 진행합니다.

이 교합조정 방법은 필자가 1972년 A.G. Lauritzen 선생님(미국)으로부터 배운 방법을 기초로 하고 있습니다. 그리고 "전부총의치 보철학"[林都志夫(Hayashi Toshio) 편저, 의치약출판)이나 "총의치 테크닉 제3판"[津留宏道(Tsuru Kodo), 西浦恂(Nishiura Makoto), 根本一男(Nemoto Kazuo), 平沼謙二(Hiranuma Kenji), 松本道之(Matsumoto Michiyuki) 편저, 의치약출판]의 내용도 참고하였습니다.

교합조정 순서

① 중심위의 교합조정(MUDL의 법칙)
② 측방운동 시의 교합조정(BULL의 법칙, LU 또는 BL)
③ 전방운동 시의 교합조정

6-1 교합조정의 실제

① 중심위의 교합조정(MUDL의 법칙)

먼저 MUDL의 법칙을 이용하여 중심위의 교합조정을 시행합니다.

MUDL의 법칙이란 Lauritzen 선생님에 의해 제창된 교합조정 방법으로 중심위의 조기접촉을 피하기 위해 이용됩니다. MU는 상악 구치의 근심사면을 의미하고 DL은 하악 구치의 원심사면을 의미합니다. 이 사면들을 선택적으로 삭합함으로써 하악을 중심위까지 후퇴시킬 수 있습니다("신편 교합학사전"[保母須彌也(Hobo Sumiya), Quintessence 출판]에서 발췌).

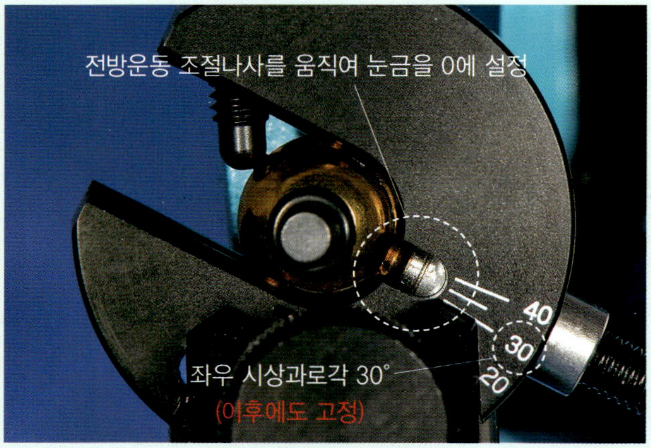

전방운동 조절나사를 움직여 눈금을 0에 설정
40
30
20
좌우 시상과로각 30°
(이후에도 고정)

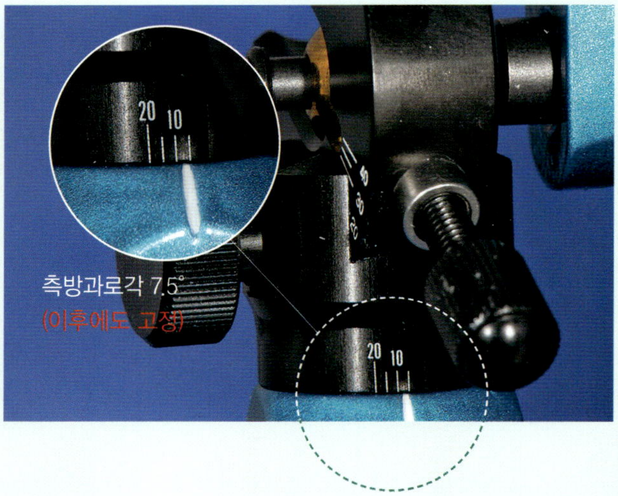

20 10
측방과로각 7.5°
(이후에도 고정)
20 10

부록 DVD에 동영상 수록!!

중심위의 교합조정 전후

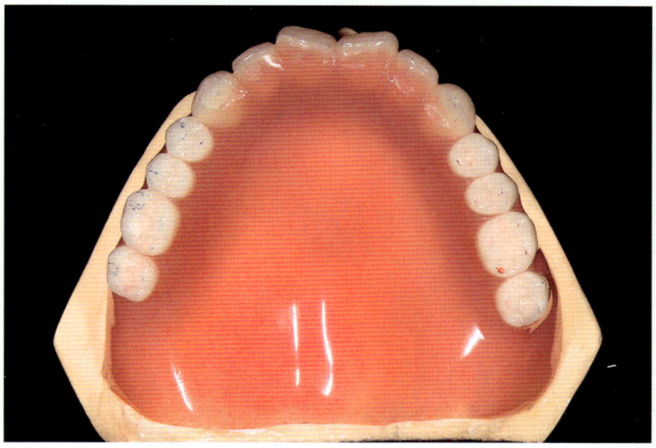

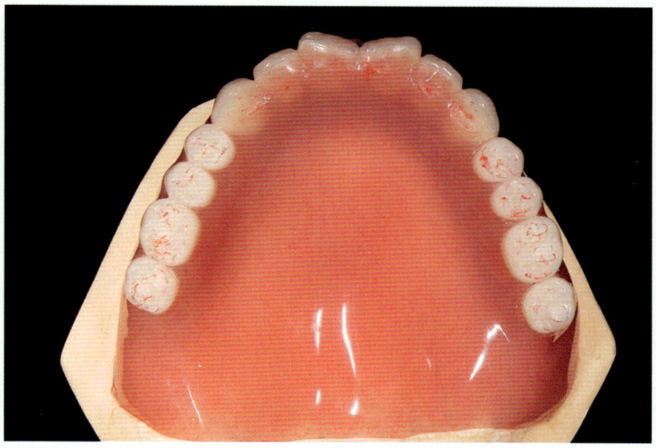

전 » 후

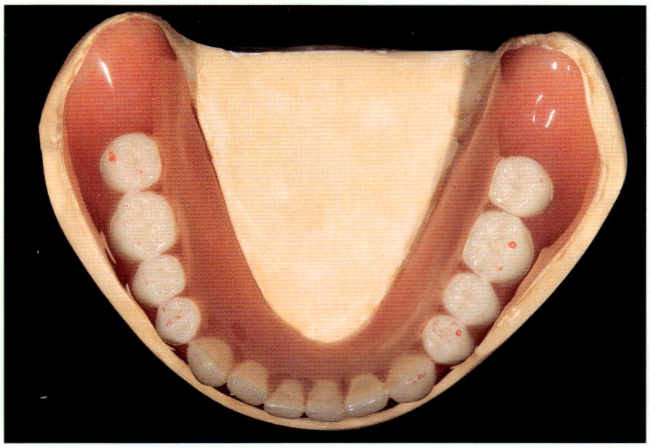

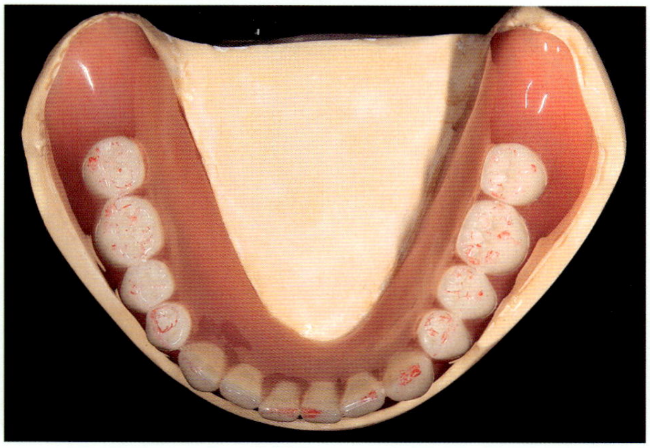

② 측방운동 시의 교합조정 (BULL의 법칙, LU 또는 BL)

다음으로 Bonwill의 3점접촉 교합이론을 기초로 측방운동 시의 교합조정을 합니다. 측방운동 시 작업측에서는 상하악 구치의 협측교두가 서로 접촉하고 상하악 구치의 설측교두가 서로 접촉하며, 평형측에서는 상악 구치의 설측교두와 하악 구치의 협측교두가 접촉하여 모두 3점이 접촉하도록 하여 평형측의 대구치에서 균형을 잡도록 교합조정을 합니다.

작업측의 교합조정 (BULL의 법칙)

작업측에서는 BULL의 법칙을 이용합니다. BULL의 법칙은 C.H. Schuyler(미국)에 의해 제창된 교합조정 방법입니다. BU는 상악 구치의 협측 사면을 의미하고 LL은 하악 구치의 설측 사면을 의미합니다. 이 사면들을 선택적으로 삭합하면 작업측의 교두간섭을 제거할 수 있습니다("신편 교합학사전"[保母須彌也(Hobo Sumiya), Quintessence 출판]에서 발췌).

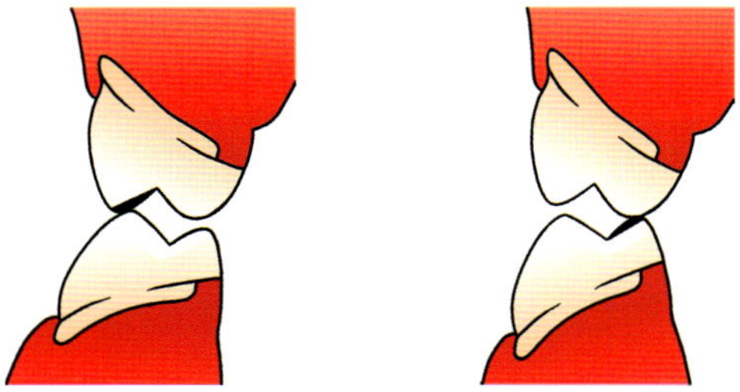

작업측에서는 BULL의 법칙을 이용하여 상악 구치의 협측 사면(BU)과 하악 구치의 설측 사면(LL)을 선택적으로 삭합합니다(참고문헌 4에서 인용).

평형측의 교합조정 (LU 또는 BL)

평형측의 교합조정에서는 LU(상악 구치의 설측 사면)이나 BL(하악 구치의 협측 사면)을 선택적으로 삭합하여 평형측의 교두간섭을 제거합니다.

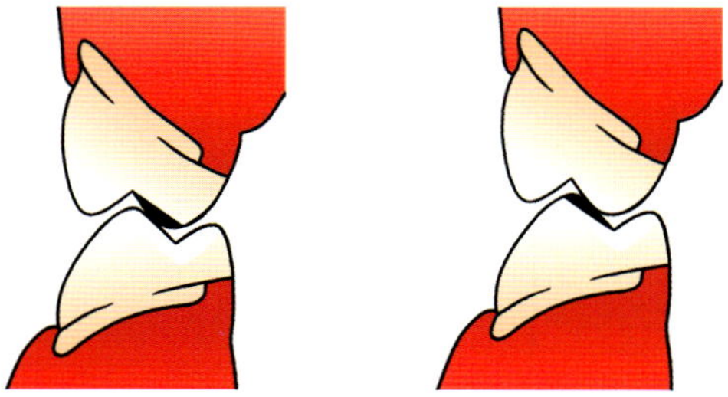

평형측에서는 상악 구치의 설측 사면(LU)과 하악 구치의 협측 사면(BL)을 선택적으로 삭합합니다(참고문헌 4에서 인용).

Column - '씹는 효과'를 한 사람이라도 많은 환자에게 알립시다.

치과치료 본래의 목적은 구강기능의 유지와 회복입니다. 치과의사는 여러 가지 이유로 구강기능이 저하되거나 구강기능을 상실한 환자의 기능회복 요구에 대하여 제대로 대응할 필요가 있습니다.

기능회복의 대표적인 치료는 총의치이므로 환자로서는 치과 기술이 좋은지 나쁜지를 알기 쉬운 것 또한 총의치 치료입니다. 환자로부터 "저 선생님은 틀니를 잘 만들어"라고 평가를 받으면 다른 치료에서도 높은 평가를 얻게 되는 것입니다.

최근에 '의과-치과 연계'라는 말이 자주 들립니다. 그 때문인가 의과의 의료 현장이나 환자로부터도 '구강관리'의 중요성을 듣게 되었습니다. '구강관리'는 치과위생사의 전문 분야이지만 간호사도 제대로 된 지도를 받는다면 아무 문제없이 할 수 있게 되었습니다.

이러한 의과-치과 연계의 시대에 우리들 치과의 역할에서 '구강관리'뿐만 아니라 구강기능의 회복도 중요해졌습니다. 왜냐하면 치아가 없어 입으로 잘 먹을 수 없는 환자를 위하여 의과에서 총의치 제작을 의뢰하는 시대가 반드시 올 것이기 때문입니다.

일반 의과의 의사 중에서는 '치과=틀니'라는 생각을 가지고 있는 사람이 많습니다. 그 '틀니'를 제대로 만들지 못해서 씹을 수 없는 총의치가 되었다면 서서히 기대가 어긋나서 의과-치과의 연계가 붕괴되어 버릴지도 모릅니다. 그렇게 되지 않기 위해서도 '확실히 씹을 수 있는 총의치 치료'의 기술을 갈고 닦아야 합니다.

그와 동시에 초고령사회의 가장 중심에 있는 현재, "고령을 맞이하기 전에 그리고 건강할 때 구강관리를 열심히 하고 구강기능을 회복해 두는 것이 매우 중요하다"라는 교육(유비무환)을 한층 더 철저히 할 필요가 있습니다.

우리들 임상가는 '구강관리의 중요성'과 '씹는 효과'의 구체적인 실례를 한 사람이라도 많은 환자에게 치료효과라고 하는 형태로 나타내 세상 사람에게 보여 주어야 하는 것입니다. 구강을 청결하게 하고 씹는 것으로 건강을 보호할 수 있다는 사실을 환자가 정말로 이해해 준다면 지금까지 이상으로 구강이나 치아를 중요시할 것입니다.

구강이나 치아의 중요성이 지금보다 더 널리 알려진다면 좋은 질의 치과치료를 희망하는 환자도 늘어날 것이 틀림없습니다. 치과에게는 큰 기회가 바야흐로 눈앞에 있는 것입니다.

1 측방운동 시 오른쪽 작업측(왼쪽 : 평형측)의 교합조정

오른쪽 나사를 0mm에 고정하고 왼쪽 나사를 움직이면서 우측 상하악 구치의 협측교두정이 서로 접촉될 때까지 편심운동을 합니다.

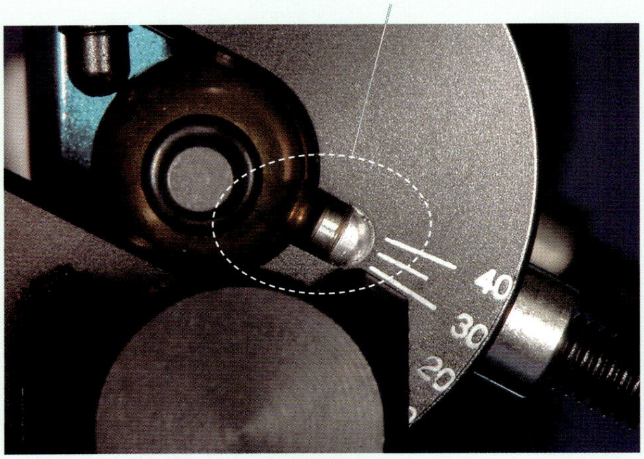

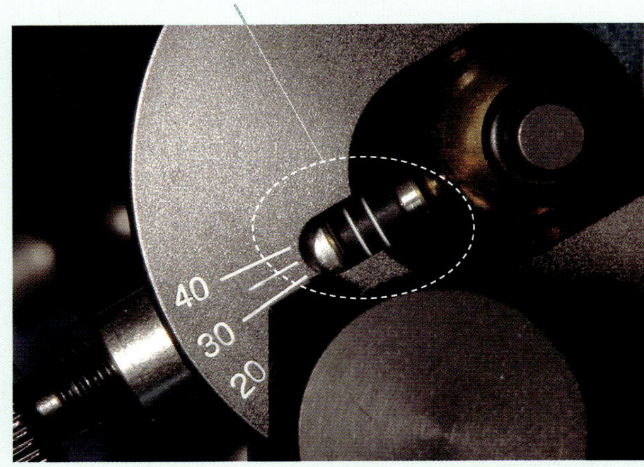

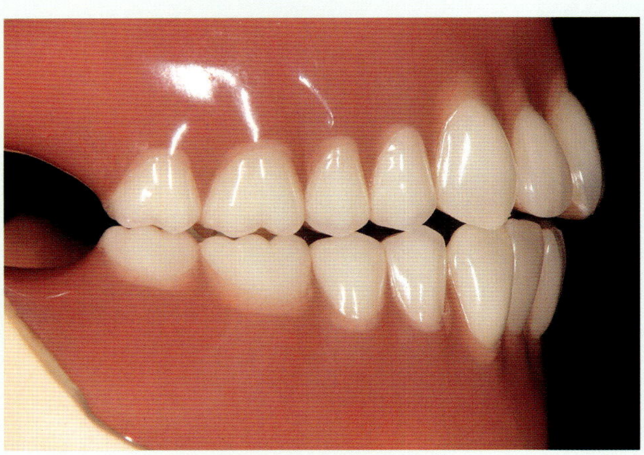

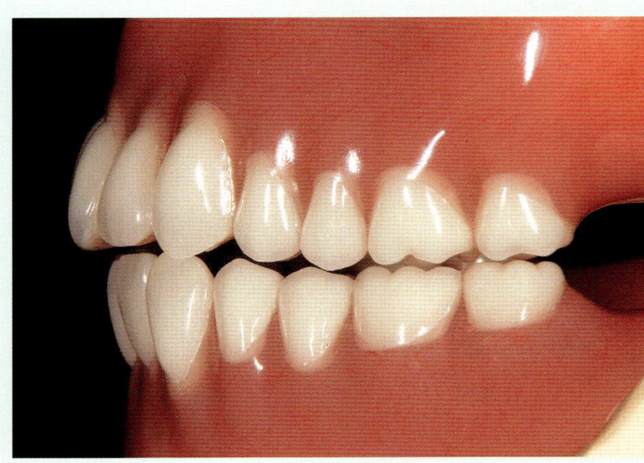

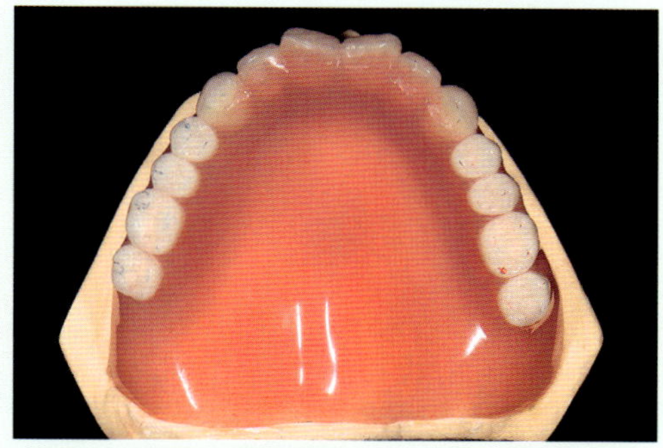

평형측의 대구치에서 균형을 잡도록 교합조정을 합니다.

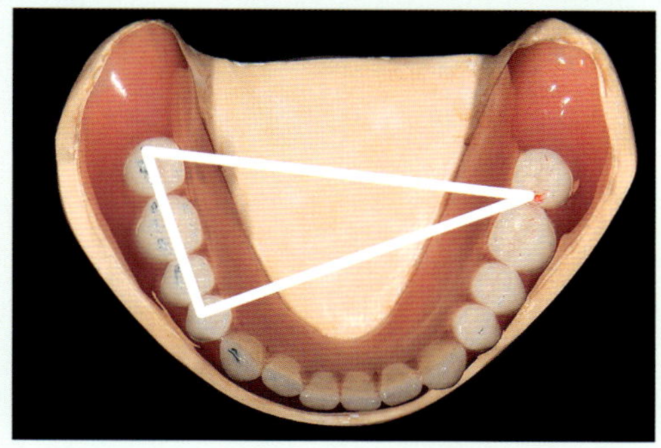

우측 측방운동 교합조정 전후

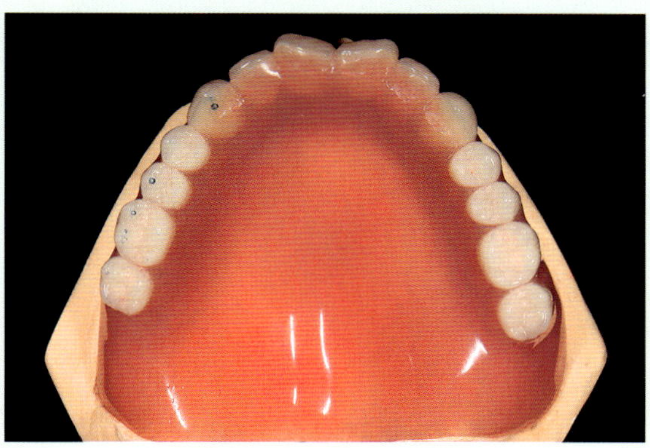

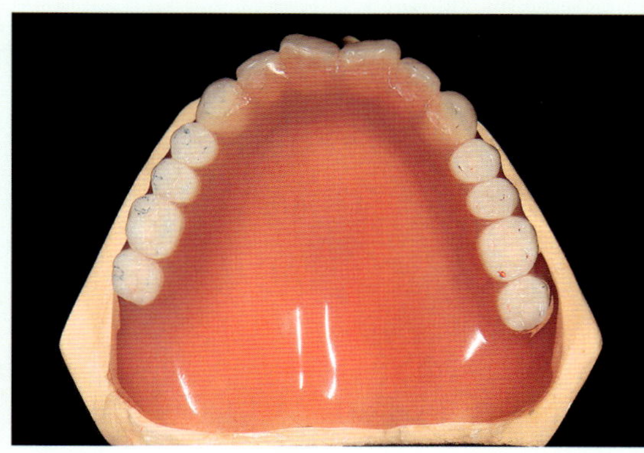

전 » 후

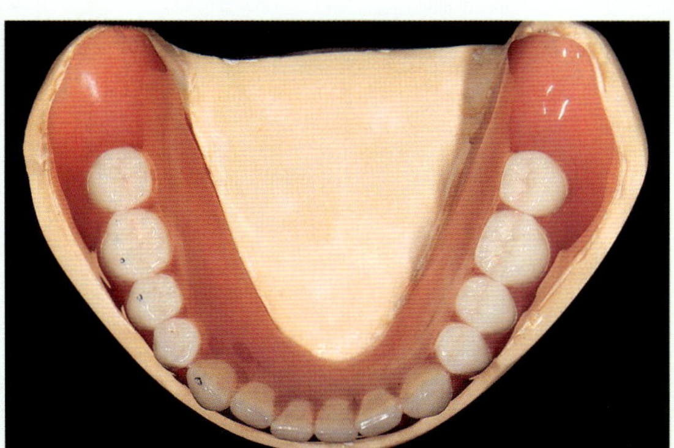

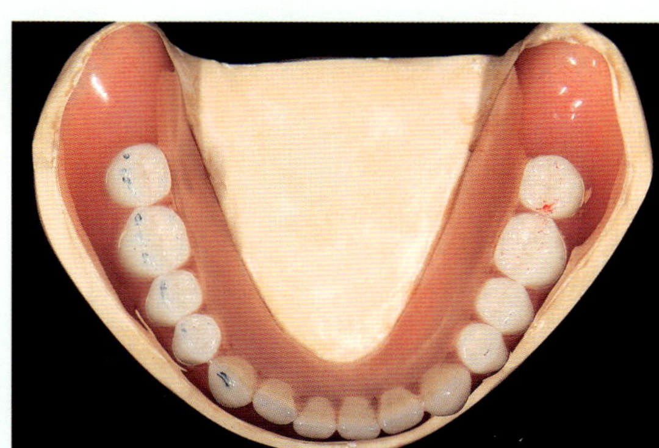

2 측방운동 시 왼쪽 작업측(오른쪽 : 평형측)의 교합조정

이번에는 반대로 왼쪽 나사를 0mm에 고정하고 오른쪽 나사를 움직이면서 좌측 상하악 구치의 협측교두정이 서로 접촉될 때까지 편심운동을 합니다.

오른쪽 나사를 움직이면서 편심운동을 시킵니다.

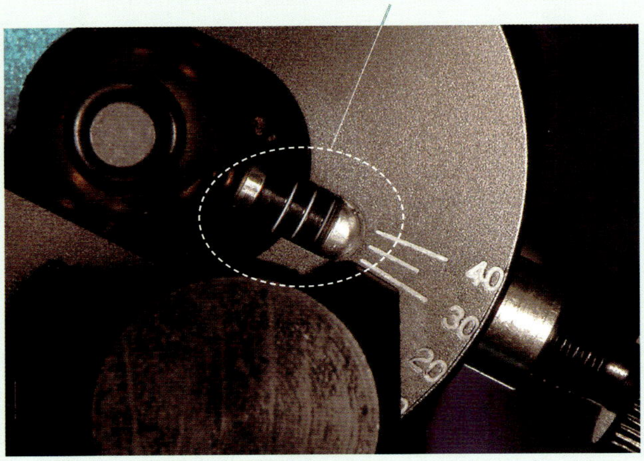

왼쪽 나사를 0mm에 고정

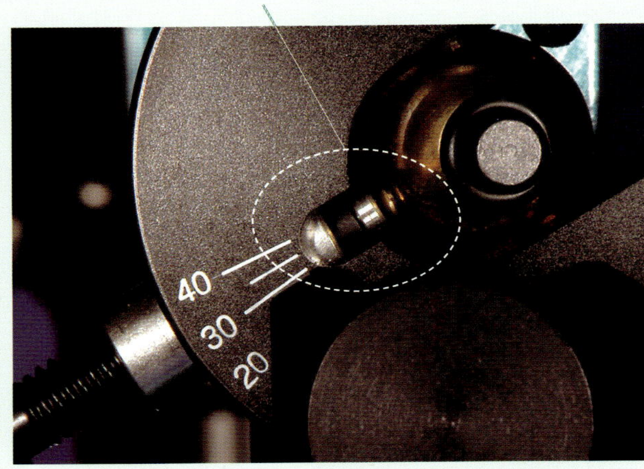

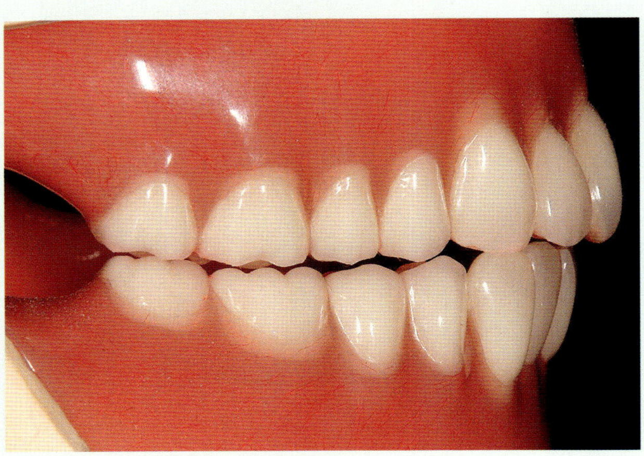

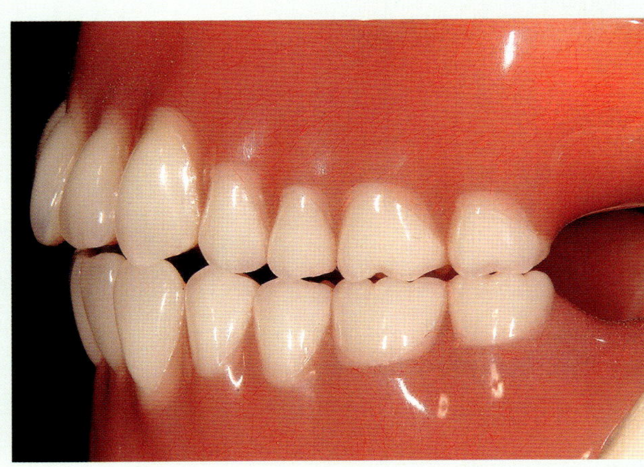

이전과는 반대측의 대구치에서 균형을 잡도록 교합조정을 합니다.

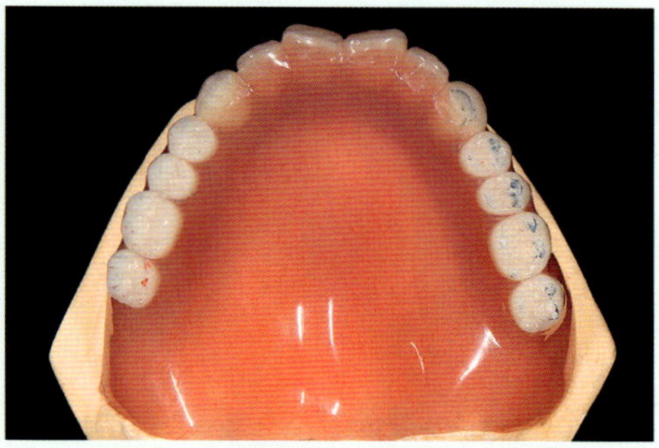

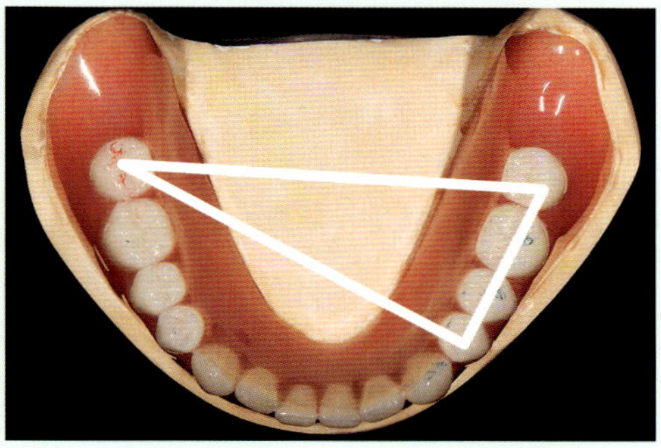

좌측 측방운동 교합조정 전후

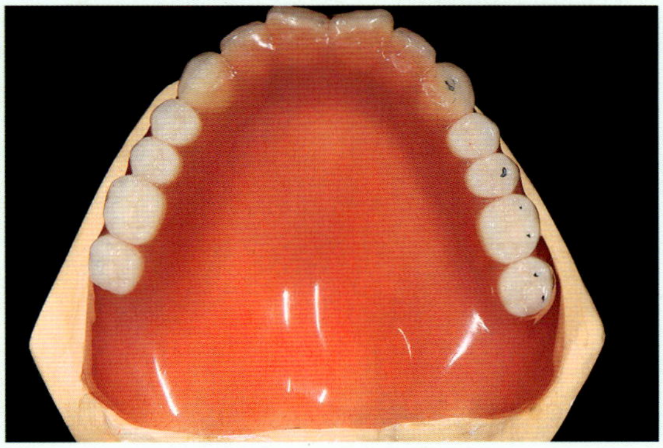

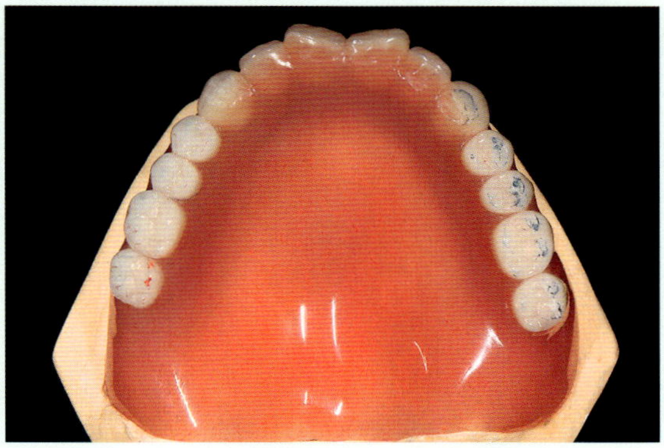

전 » 후

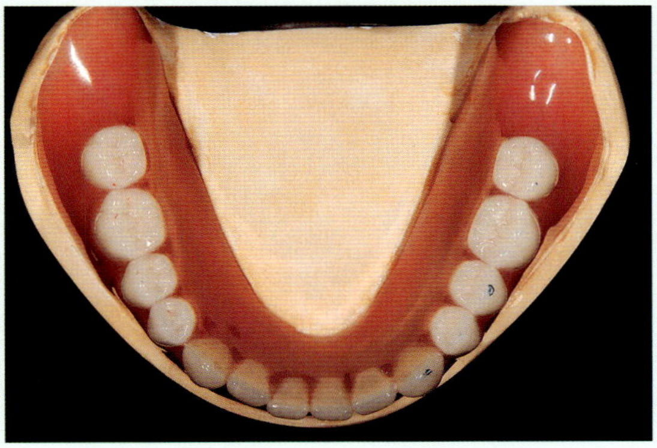

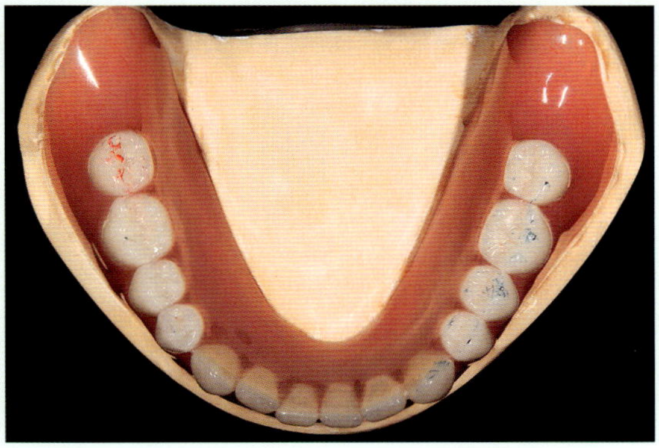

③ 전방운동 시의 교합조정

측방운동 시의 평형교합이 얻어졌으면 마지막으로 전방운동 시의 교합조정을 합니다. 이 교합기의 가장 큰 특징은 전방운동을 나사에 의해 1mm 단위로 조절할 수 있다는 사실입니다. 전방운동을 하면서 하악 전치를 삭합해 감으로써 균형을 잡도록 만들어 최종적으로 전치가 접촉할 때 구치도 접촉되도록 조정하여 전치로 베어 물 수 있는 양측성 평형교합이 됩니다.

전방운동 시의 교합조정 step

1. 절단위의 교합조정

→ 42 페이지

전방운동 조절나사를 움직여 절단위로 합니다.

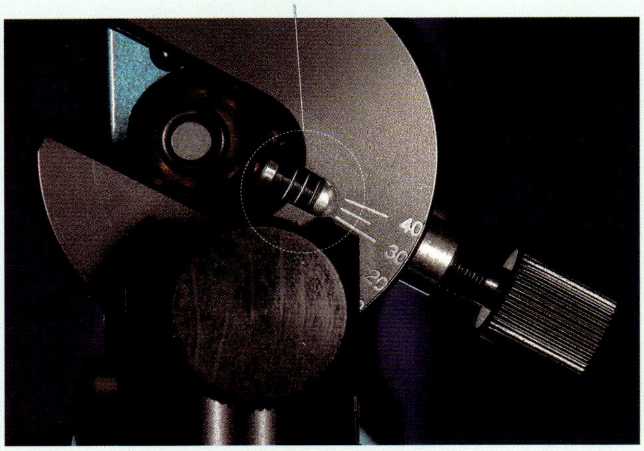

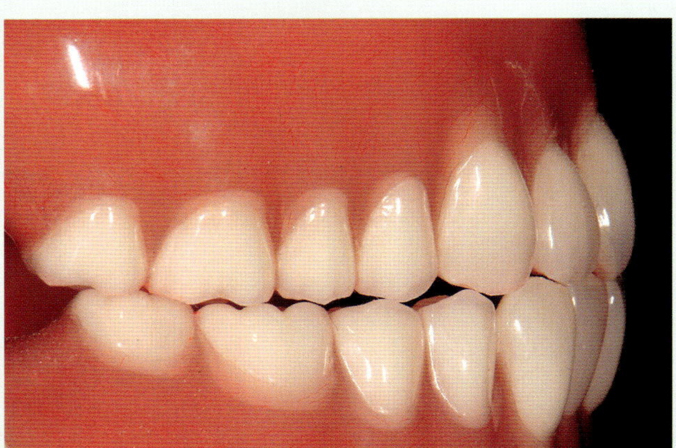

2. 절단에서 1mm 후퇴위의 교합조정

→ 44 페이지

전방운동 조절나사를 움직여 절단위에서 1mm 후퇴시킵니다.

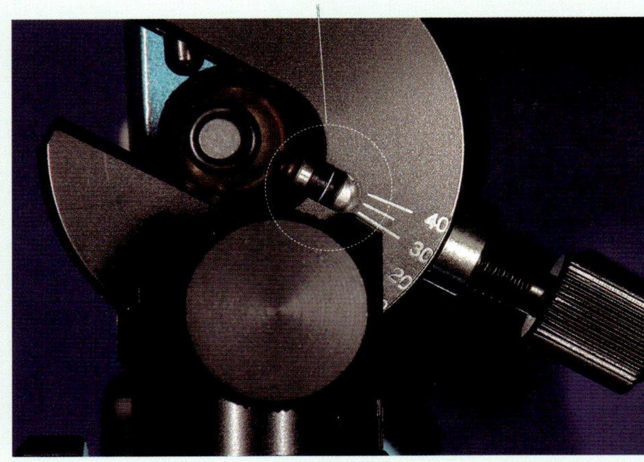

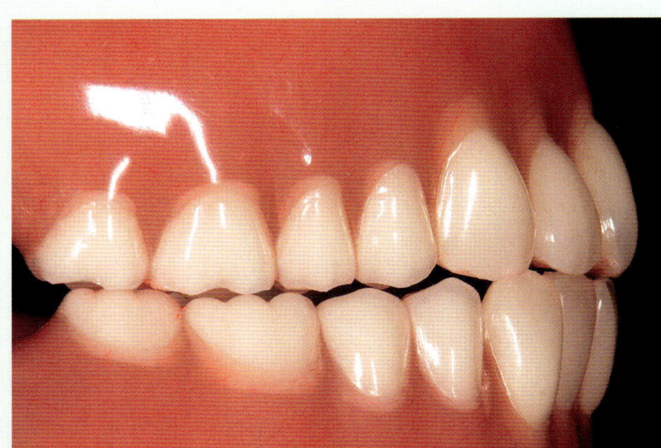

이 교합기는 나사에 의해 1mm 단위로 전방운동을 조절할 수 있습니다.
'전방운동 → 하악 전치 삭합 → 1mm 후퇴 → 삭합 …'을 반복하여 전치가 접촉할 때 구치도 접촉되도록 조정합니다.

3. 절단에서 2mm 후퇴위의 교합조정

→ 46 페이지

전방운동 조절나사를 움직여 절단위에서 2mm 후퇴시킵니다.

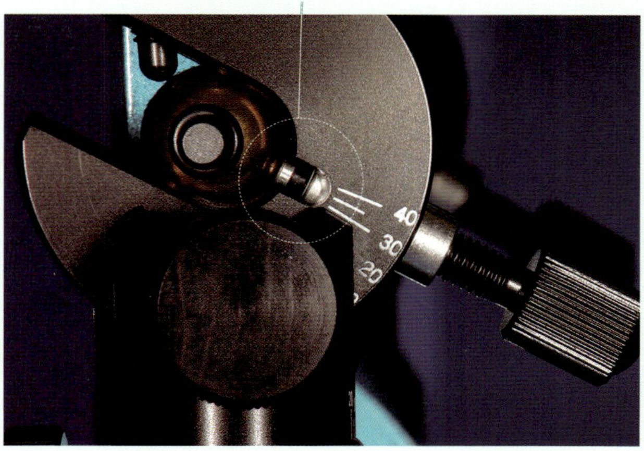

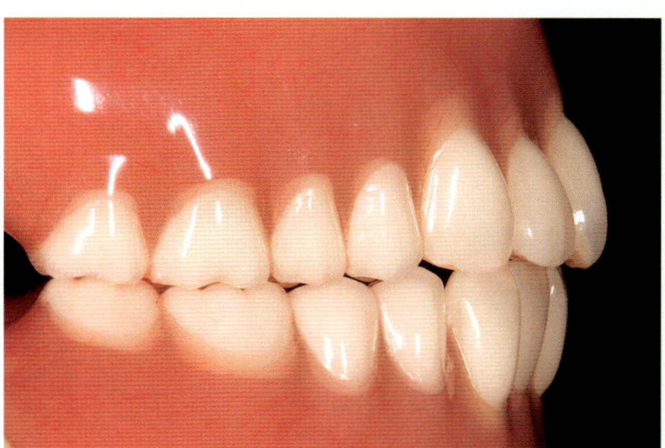

4. Centric의 확인

→ 48 페이지

이것을 반복하여 최종적인 centric으로 합니다.

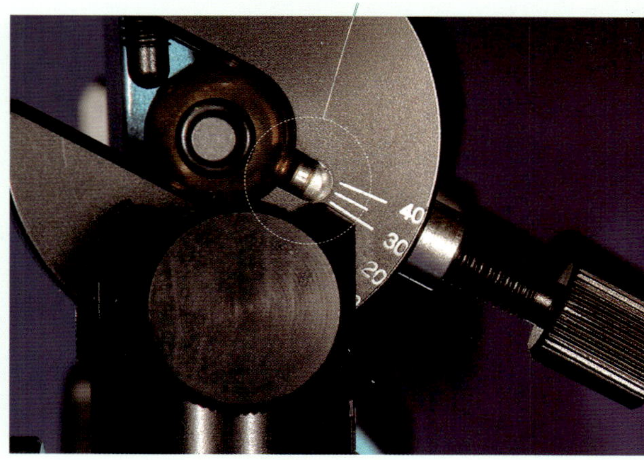

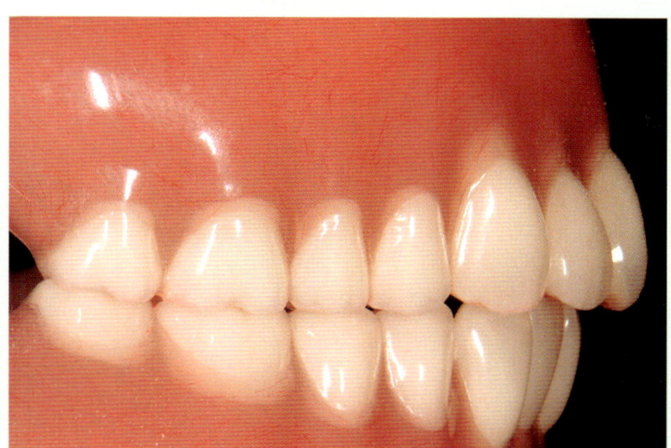

1 전방운동 시 절단위의 교합조정

조절나사를 절단위가 될 때까지 이동시켜 전치, 구치가 모두 접촉될 때까지 조정합니다.

절단위가 될 때까지 조절나사를 이동시킵니다.

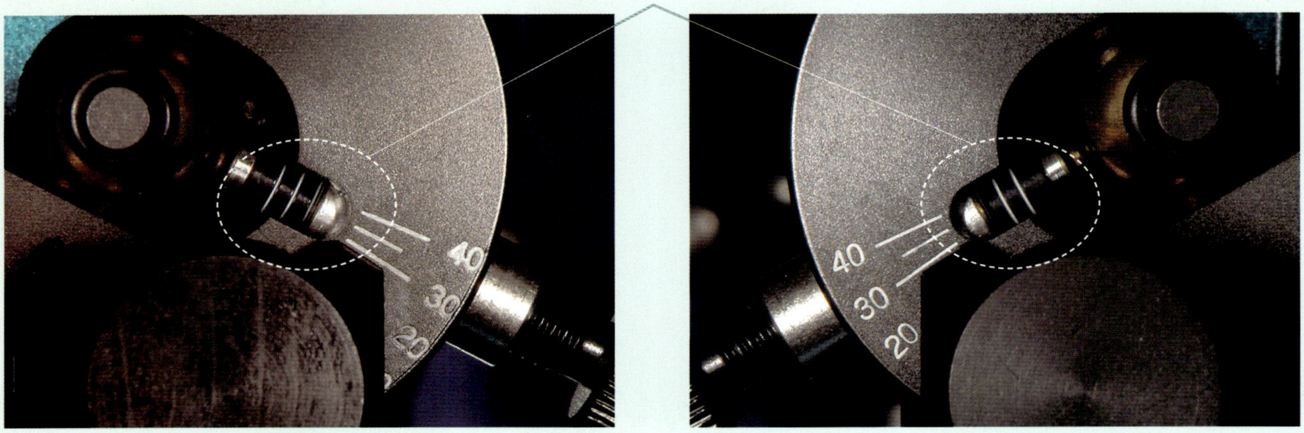

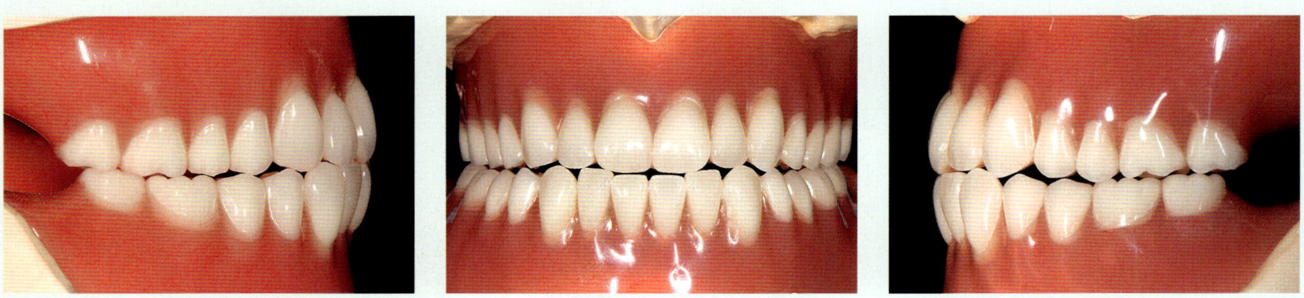

전방운동(절단위)의 교합조정 전후

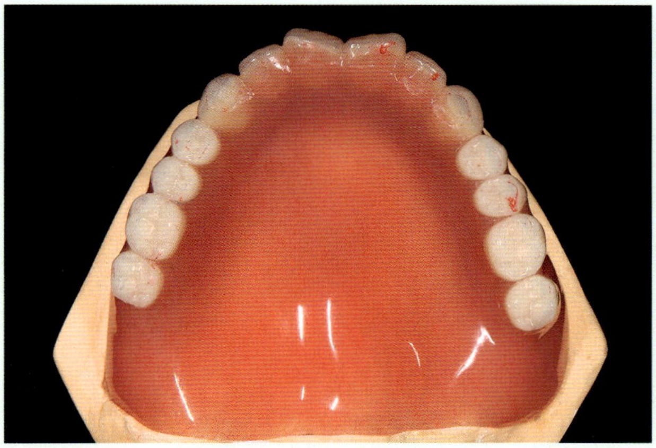

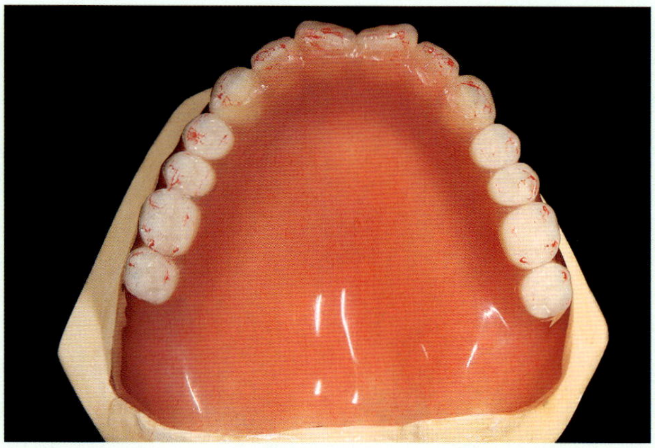

전 » 후

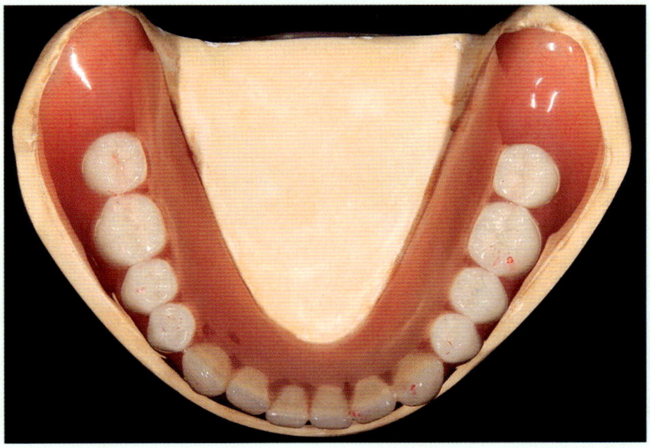

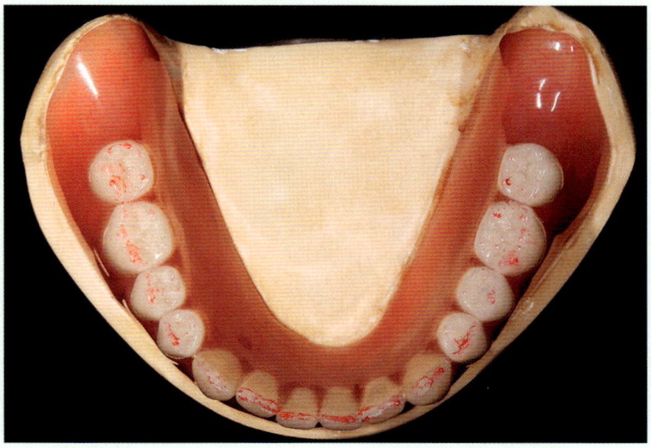

2 전방운동 시 절단에서 1mm 후퇴위의 교합조정

조절나사를 1mm 되돌려(하악이 절단에서 1mm 후퇴) 마찬가지 방법으로 조정합니다.

좌우의 조절나사를 1mm 되돌립니다.

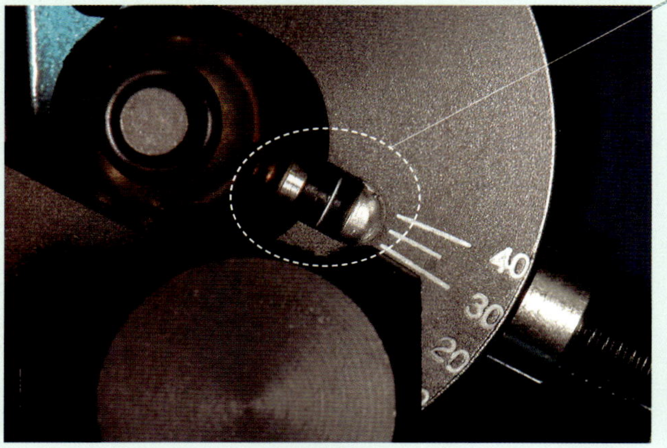

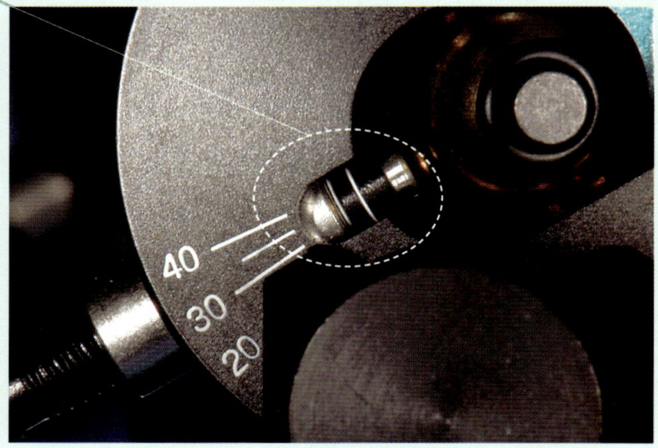

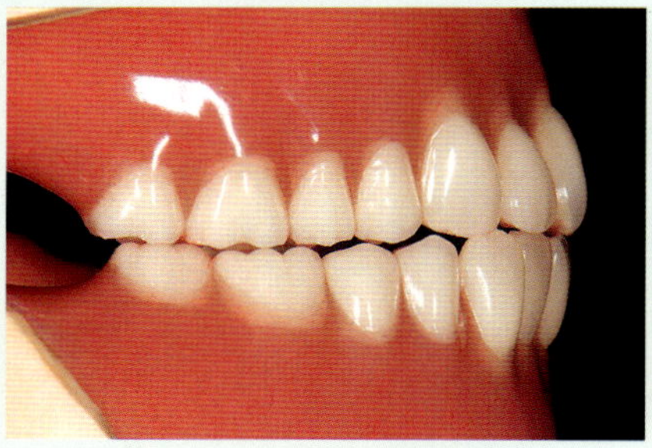

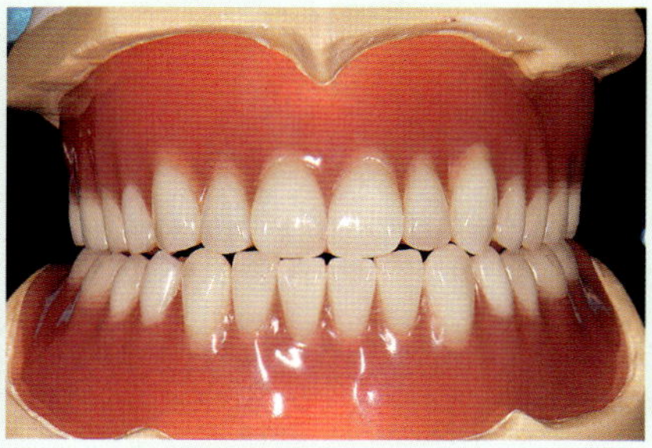

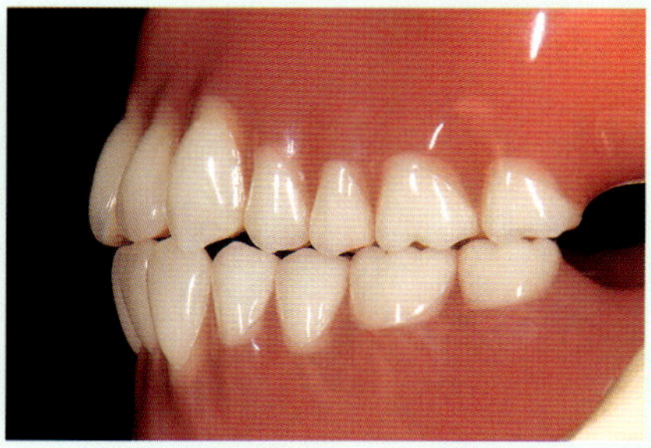

전방운동(절단위에서 1mm 후퇴위)의 교합조정 전후

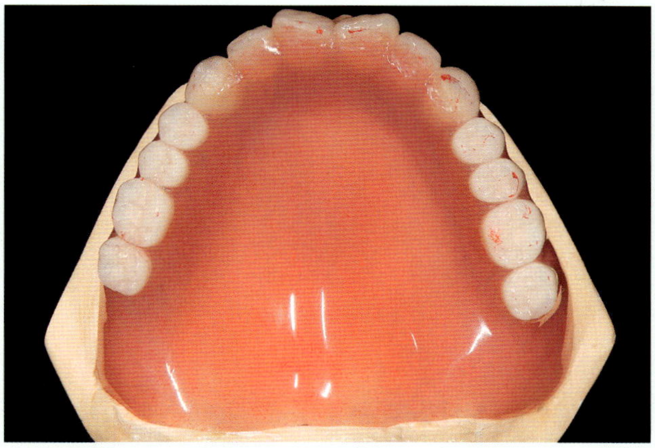

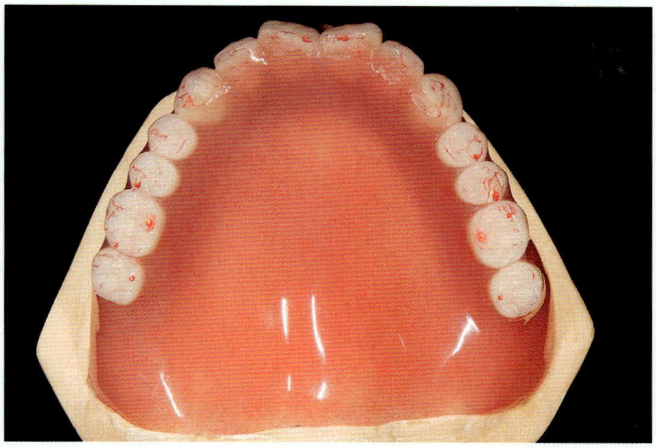

전 » 후

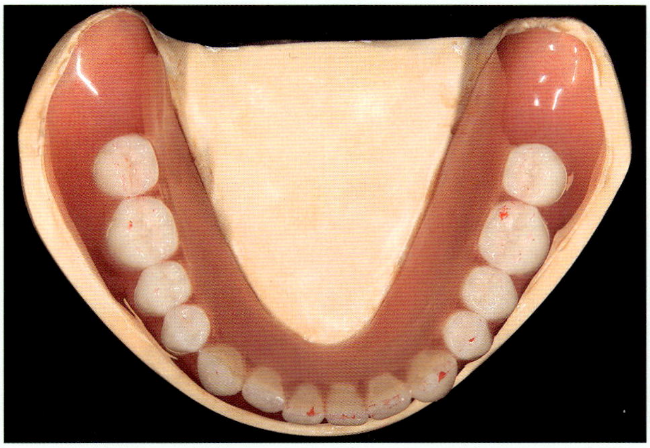

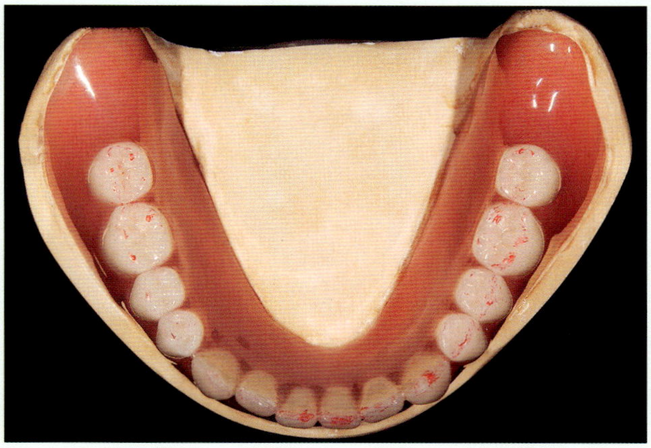

3 전방운동 시 절단에서 2mm 후퇴위의 교합조정

조절나사를 1mm 더 되돌려(하악이 절단에서 2mm 후퇴) 마찬가지 방법으로 조정합니다.

좌우의 조절나사를 1mm 더 되돌립니다

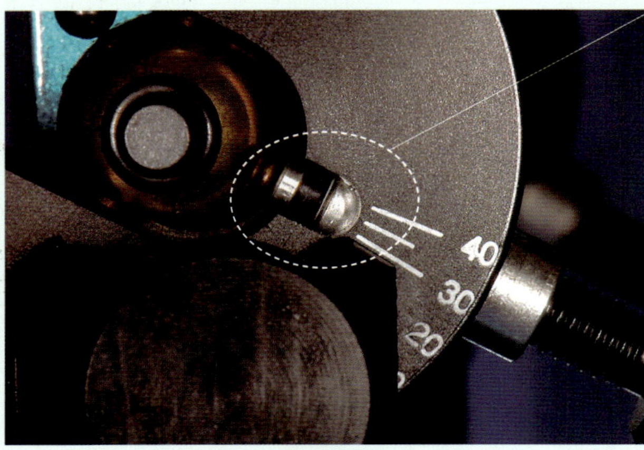

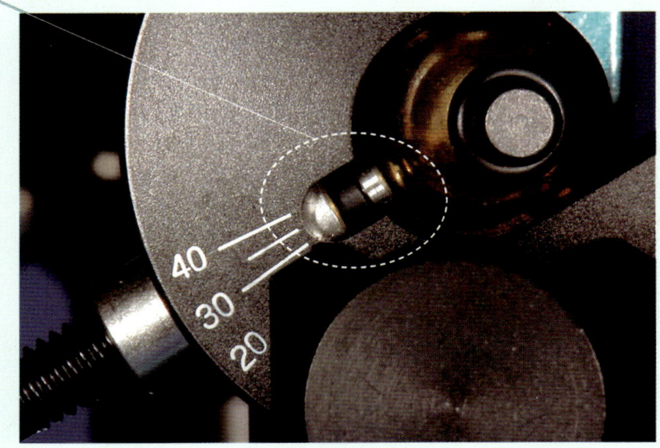

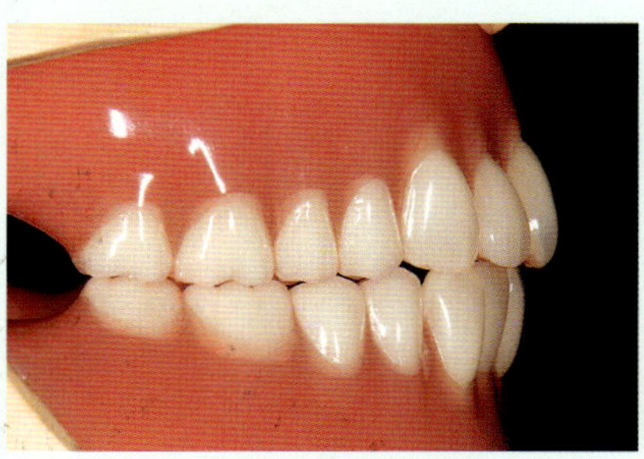

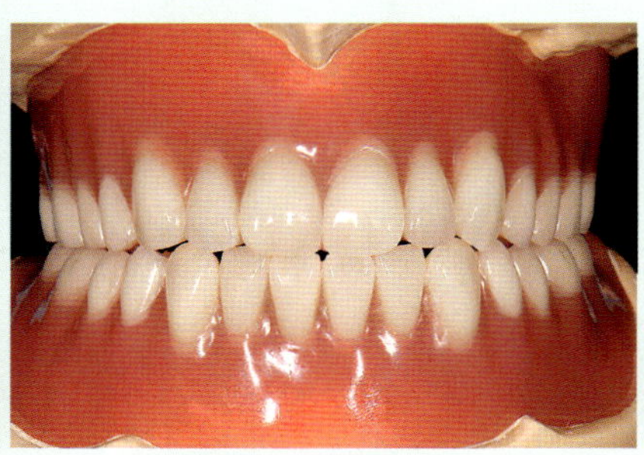

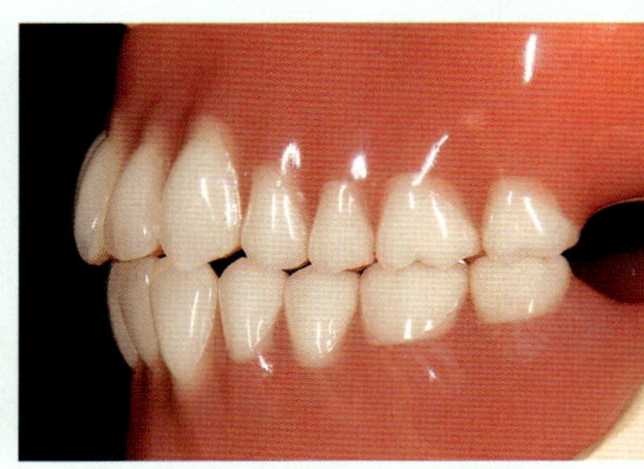

전방운동(절단위에서 2mm 후퇴위)의 교합조정 전후

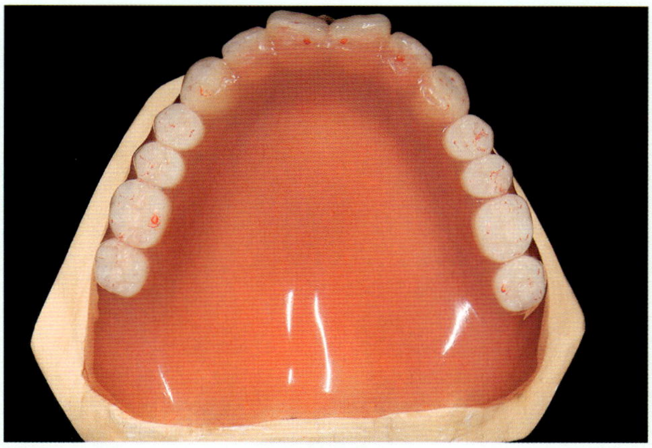

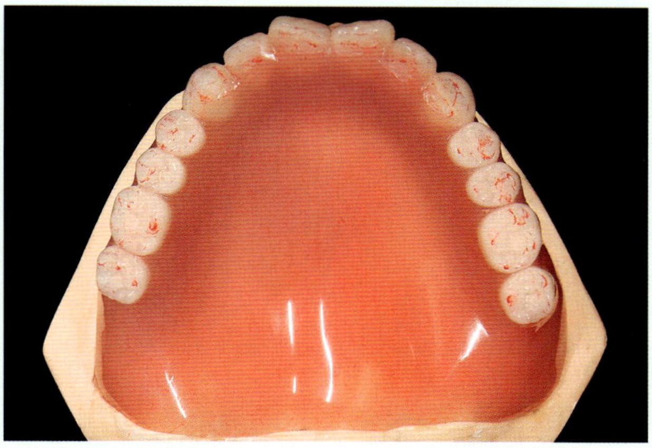

전 ≫ 후

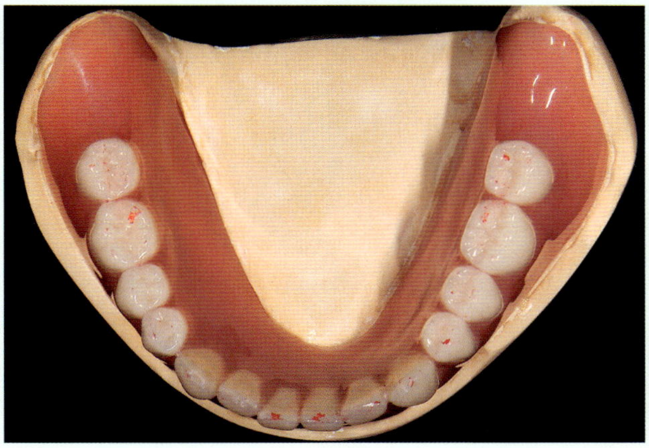

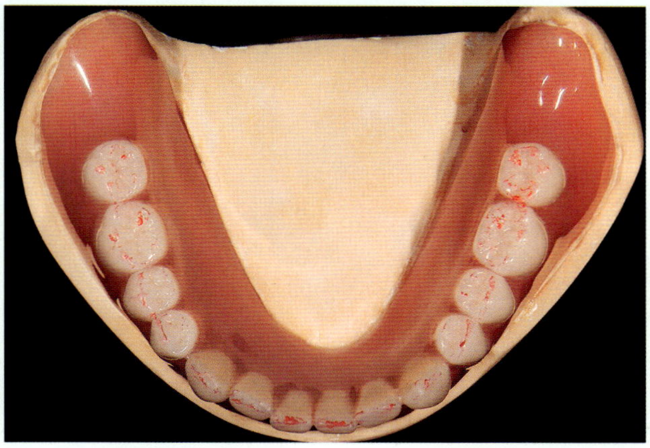

4 Centric의 확인

조절나사를 0mm로 되돌린 위치(즉 중심위)의 교합 관계를 최종적으로 확인합니다.

좌우의 조절나사를 0mm로 되돌립니다.

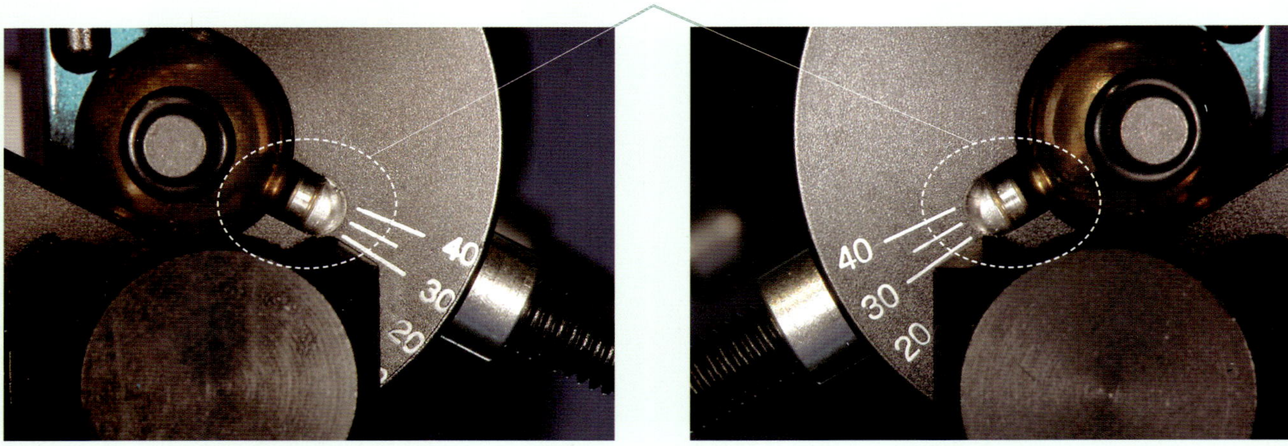

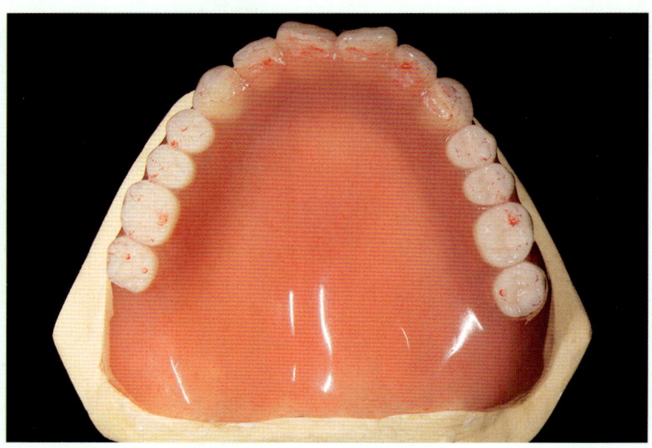

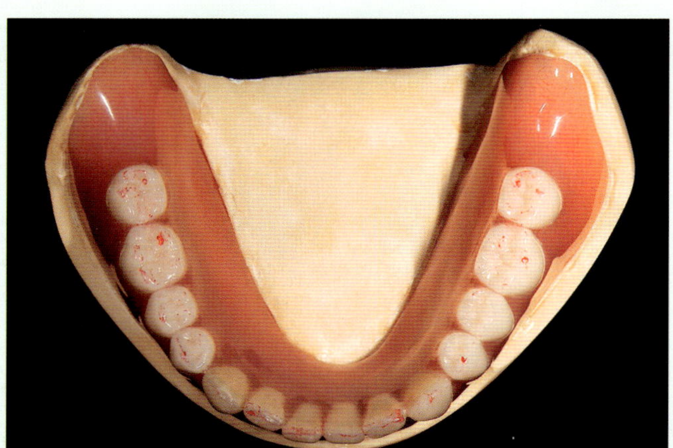

6-2 양측성 평형교합(완전 균형교합)이 부여된 최종 완성의치

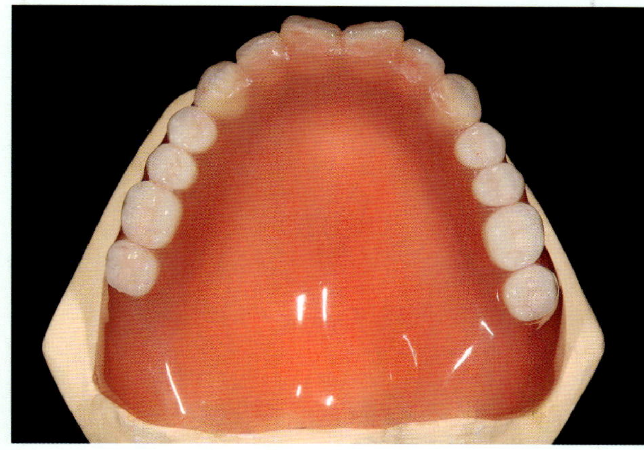

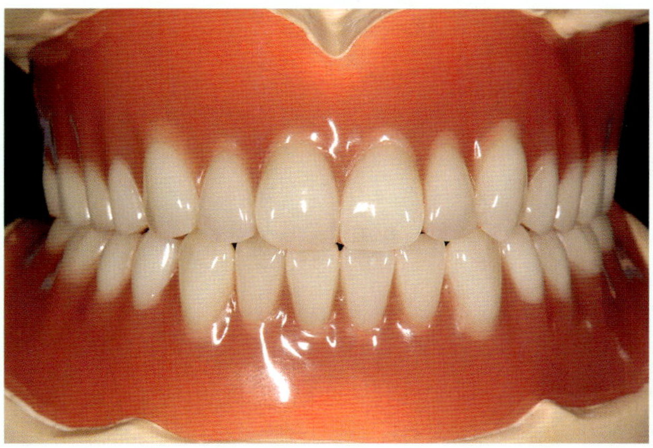

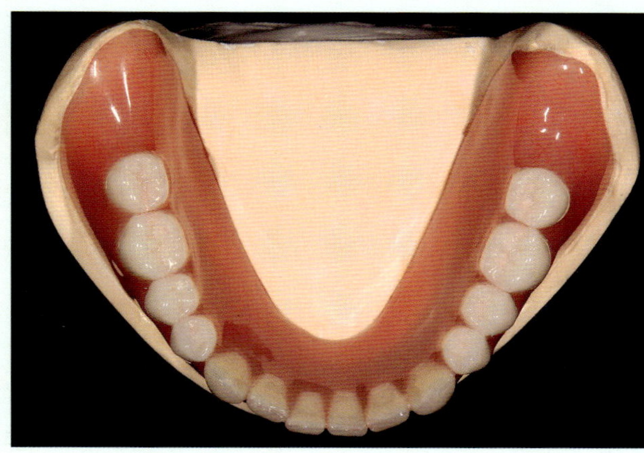

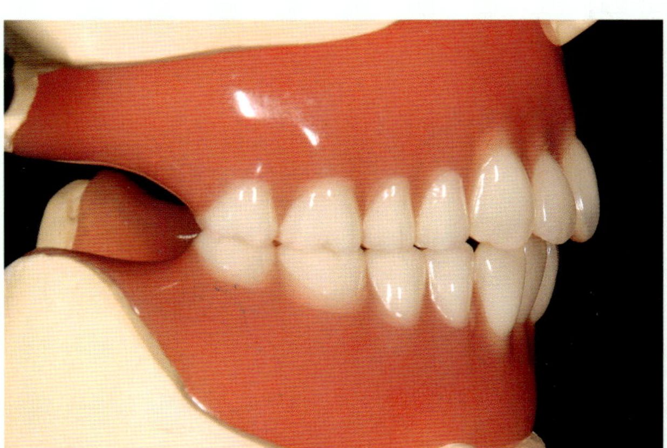

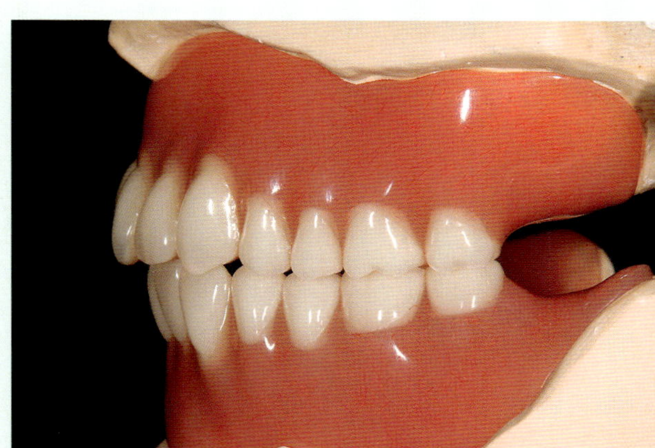

참고자료

이상적인 완전 균형교합의 조정 부위를 보여 주는 모식도

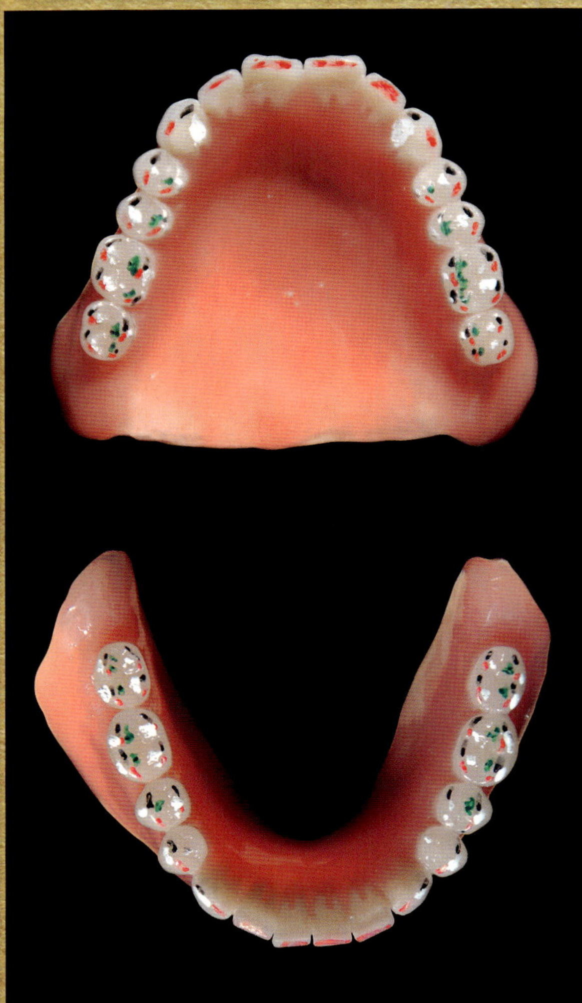

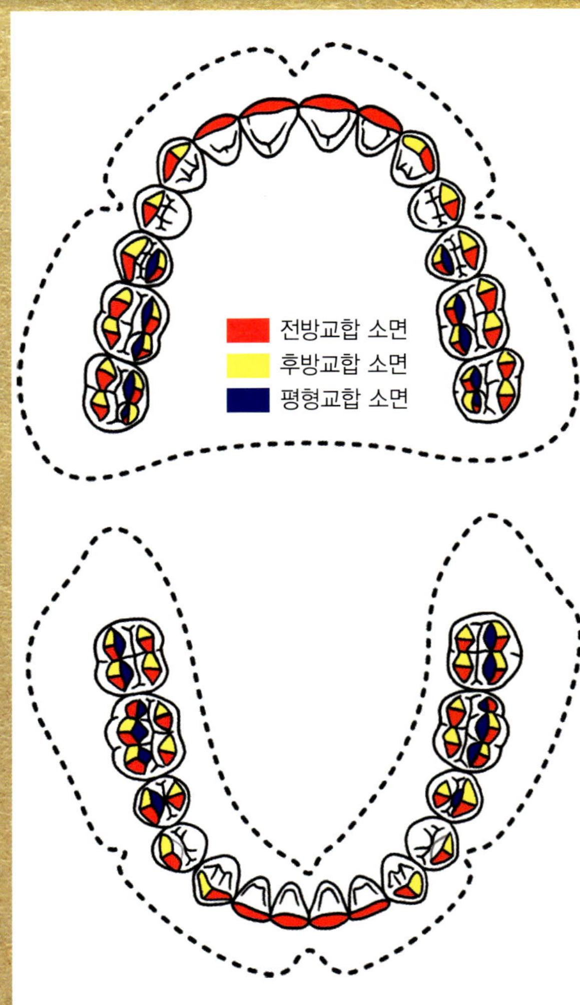

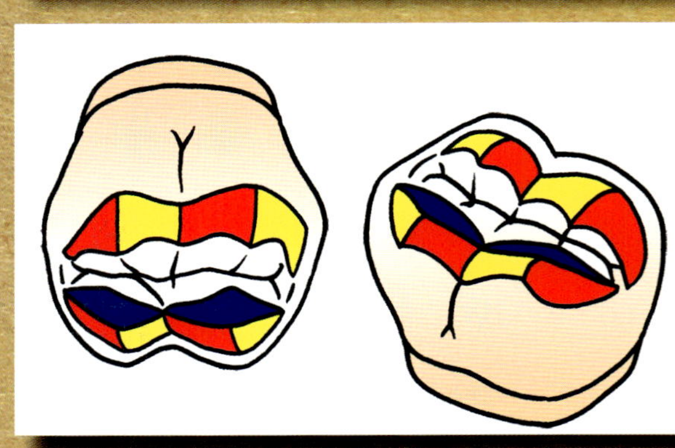

방문진료에 대한 생각

"늙고 병들어 드러눕는 것은 눕힌 채 방치한 것이 원인"이라는 말을 하는데, 환자가 자리보전하게 하는 것도 스스로의 입으로 먹을 수 없게 되는 것도 현대 의료의 탓입니다. 이제 방문진료는 피할 수 없게 되었습니다. 그러나 원래 치과 처치는 침대에서 할 수 있는 일이 아닙니다. 예를 들어 의치를 위한 인상 하나만 보더라도 의식이 확실하여 입을 벌릴 수 없으면 곤란하고, 게다가 위험을 동반하게 됩니다. 외과 처치는 더욱 그러합니다. 우리 치과의사가 침대에서 할 수 있는 일과 할 수 없는 일에 대해 전문가의 의견을 모아 명확히 제시해 줄 필요가 있습니다. 그러나 반드시 해야만 하는 일은 사실 무한정 있습니다. 구강위생은 출발점에 지나지 않습니다. 앉아서 입으로 식사할 수 있다면 원래 병상에 드러눕지 않게 됩니다.
하지만 실상은 어떻습니까? 방문 치과업자가 경쟁하듯이 고령자 시설에 치과의사를 보내고 있으며, 그 방문진료의 실태에 엄중하게 감시의 눈이 쏠리고 있습니다.
지금 바로 치과의사의 양심에 묻고 있는 것입니다.

참고문헌

1. 上濱正，阿部伸一，土田将広(著)．今後の難症例を解決する総義歯補綴臨床のナビゲーション．東京：クインテッセンス出版，2012．
2. 上濱正．月刊 上濱正―有床義歯治療の新たなるプロトコール―．東京：デンタルダイヤモンド，2010．
3. 津留宏道，西浦恂，根本一男，平沼謙二，松本直之(編)．コンプリートデンチャーテクニック 第3版．東京：医歯薬出版，1986．
4. 林都志夫(編)，林都志夫，平沼謙二，根本一男，松本直之，山縣健佑，長尾正憲(著)．全部床義歯補綴学 第3版．東京：医歯薬出版，1993．
5. 宮内泰雄，渡邉武之，西辻直之，小枝義典，簫正竹，杉山哲也，尾松素樹，櫻井薫，溝上隆男．半調節性咬合器上に記録された前方顆路傾斜に関する調査(第1報)．歯科學報 1997；97(1)：71-81．
6. 早川巌．コンプリートデンチャーの理論と臨床．東京：クインテッセンス出版，1995．
7. 松下寛．これならできる明快総義歯作り．東京：砂書房，2003．
8. Zarb GA, Bolender CL, Eckert SE, Jacob RF, Fenton AH, Mericske-Stern R(編著)，田中久敏，古谷野潔，市川哲雄(監訳)．バウチャー無歯顎患者の補綴治療 原著第12版．東京：医歯薬出版，2008．
9. 細山愃(監修)，小高一真，佐藤孝弘，篠原俊介，武井賢郎，細山愃，村田雅史(著)．再修復デンチャーテクニック．東京：クインテッセンス出版，2011．
10. 阿部二郎．月刊 阿部二郎―下顎総義歯吸着までの道のり―．東京：デンタルダイヤモンド，2007．
11. 阿部二郎，小久保京子，佐藤幸司．下顎吸着義歯と BPS パーフェクトマニュアル．東京：クインテッセンス出版，2011．
12. 田中貴信，早川巖，渡邉誠，長岡英一．カラーアトラス ハンドブック　有床義歯臨床ヒント集．東京：クインテッセンス出版，2004．
13. 保母須弥也(編)，保母須弥也，高山寿夫，波多野泰夫(著)．新編　咬合学事典．東京：クインテッセンス出版，1998．
14. 西日本新聞社「食くらし」取材班．食卓の向こう側〈第13部〉命の入り口 心の出口．福岡：西日本新聞社，2010．
15. 松下寛．これならできる明快総義歯作り―効率化を目指した総義歯規格作製法．東京：砂書房，2003．
16. 水口俊介，飼馬祥頼．写真でマスターするきちんと確実にできる全部床義歯の印象．東京：ヒョーロンパブリッシャーズ，2011．
17. 加藤武彦．治療用義歯を応用した総義歯の臨床―いま総義歯に求められるもの．東京：医歯薬出版，2002．
18. 加藤武彦，田中五郎，黒岩恭子(編)．食べられる口づくり 口腔ケア＆義歯．東京：医歯薬出版，2007．
19. 櫻井薫(企画編集／著)，宮地建夫，鈴木尚(企画協力)．目で見る総義歯臨床．京都：永末書店，2011．
20. 加藤武彦(監／編)，三木逸郎，田中五郎(編)．総義歯難症例への対応　ニュートラルゾーン理論によるデンチャースペース義歯．東京：デンタルダイヤモンド，2009．
21. 村岡秀明．村岡秀明の総義歯臨床図鑑．東京：デンタルダイヤモンド，2002．
22. 村岡秀明．村岡秀明の総義歯咬合採得咬合調整．東京：デンタルダイヤモンド，2003．
23. 阿部晴彦．診査・診断に基づく総義歯の臨床．東京：クインテッセンス出版，2009．

【저자 약력】

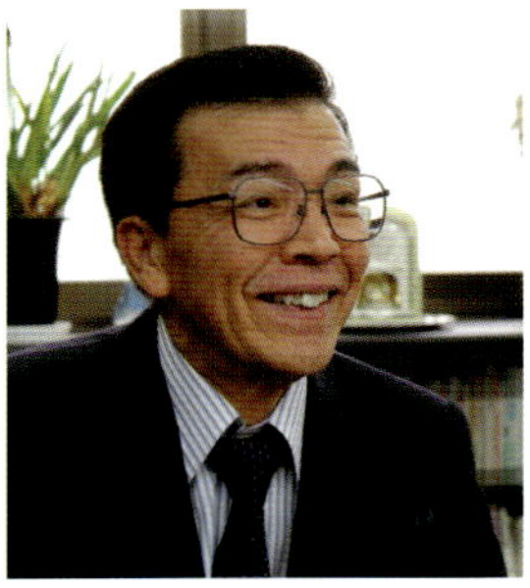

河原英雄 (Kawahara Hideo)

의학박사. 1941년 Fukuoka현 출생. 1967년 Kyushu 치과대학 졸업. 다음해 Fukuoka시에 Kawahara Hideo 치과의원 개업. 2002년 Oita현 Saeki시에 Kawahara Hideo 의원(완전 보험진료) 개업. Oita 대학 치학부 객원교수, Kyushu 대학 치학부 임상교수, 일본 심미치과협회 회장, 일본 악교합학회 회장 등을 역임. "Dental Imagination", "가정 치의학", "치과 개업학 – 아버지의 잔소리"(모두 Quintessence 출판 간행) 등의 저서

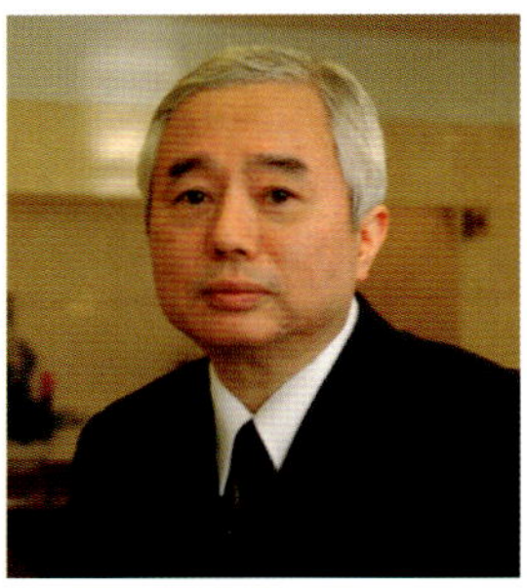

松岡金次 (Matsuoka Kinji)

치과기공사. Fukuoka현 출생. 1973년 Kyushu 치과기공사학교 졸업. 같은 해 Wada 치과의원(Kashii)에서 근무. 1976년 Ceramic Dental Ikawa에 입사. 1979년 IDA 연수를 수강. 1996년 Ceramic Dental Ikawa를 퇴사. 1997년 Winner's Dental 개업. 2000년 Kuwada Collage 연수 수강. 일본 치과기공사회, 일본 악교합학회 회원

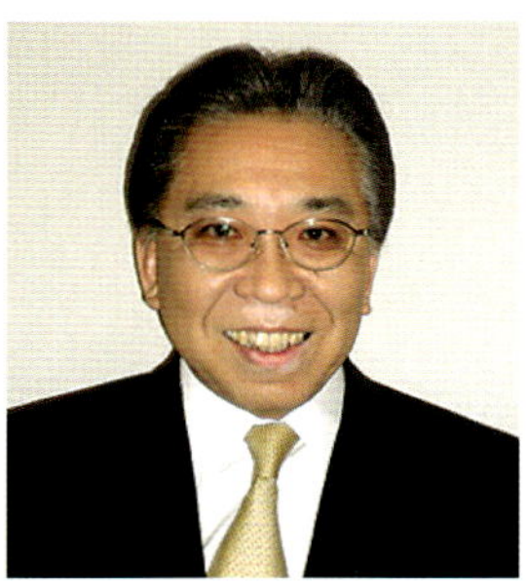

河原昌二 (Kawahara Shoji)

의학박사. 1980년 Tohoku 치과대학(현재 Oita 대학 치학부) 졸업. 1984년 Fukuoka현 Fukuoka시에 Kawahara Shoji 치과의원 개업. 1991년 의학박사 학위 취득(Kurume 대학 의학부 제2해부학). 일본 악교합학회 지도의. 일본 심미치과협회, 일본 구강 implant 학회, 일본 치주병학회, AAP 회원

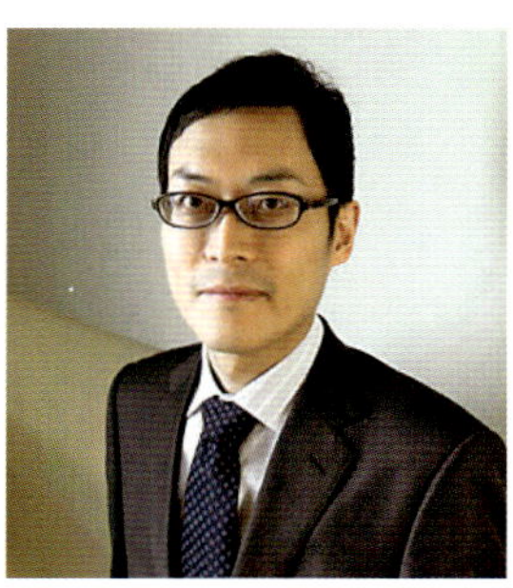

須呂剛士 (Suro Tsuyoshi)

의학박사. 1994년 Kyushu 대학 치학부 졸업. 2004년 Oita현 Saeki시에 Yayoi 치과의원 개업. 2012년 일본대학 Matsudo 치학부 생화학, 분자생물학 강좌에서 의학박사 학위 취득. 일본 악교합학회 인정의, 일본 심미치과협회, UCLA-Kawazu Dental Studt Club, Fukuoka Yutakahakai, 經基臨塾, AAP 회원

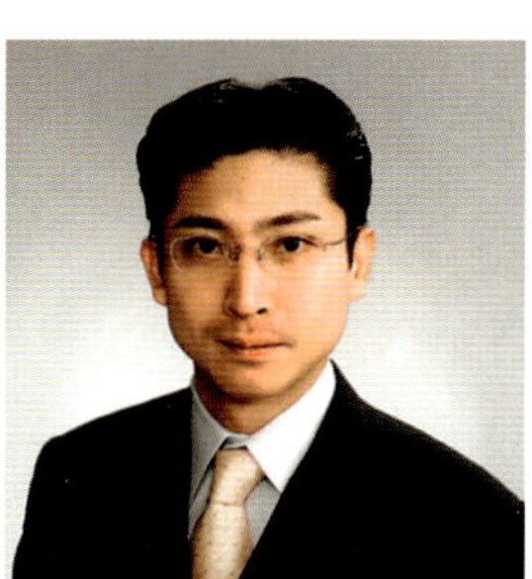

河原太郎 (Kawahara Taro)

의학박사. 1998년 Oita 대학 치학부 졸업. 같은 해 Sato 치과의원(Fukuoka현 Ukiha시) 근무 후 Minami 치과 clinic(Osaka부) 근무. 2002년 Fukuoka시에 Kawahara Hideo 치과의원을 이어받아 개업. 2005년 Kurume 대학 제2해부학에서 의학박사 취득. 일본 악교합학회 인정의. 일본 심미치과협회, UCLA-Kawazu Dental Study Club, Fukuoka Yutakahakai, 經基臨塾 회원

【역자 약력】

한 금 동
- 전남대학교 치과대학 졸업
- Basic Dental Practice Group(BDPG) 정회원
- (현) 일곡열린치과의원 원장

최 진
- 전남대학교 치과대학 졸업
- 일본심미치과협회 회원
- Basic Dental Practice Group(BDPG) 정회원
- (현) 서울미르치과의원 원장

이 광 섭
- 원광대학교 치과대학 졸업
- Basic Dental Practice Group(BDPG) 정회원
- (현) Basic Dental Practice Group(BDPG) 회장
- (현) 이치과의원 원장

보험총의치

발행일 2014년 5월 15일
저 자 Kawahara Hideo 외
역 자 한 금 동·최 진·이 광 섭
발행인 최 용 원
편 집 김 지 현
표 지 김 지 현
발행처 **대한나래출판사**
등 록 제2012-000051호(1994. 12. 14)

주 소 서울특별시 성동구 성수2로 147 (성수동2가 289-319번지)
아이에스비즈타워 903호
전 화 (02) 922-7080
팩 스 (02) 922-0841
이메일 nrpub@chol.com

ISBN 978-89-5741-323-4 **정가 80,000원**